Modelo de atención para el cuidado de adultos mayores institucionalizados desde Trabajo Social

Modelo de atención para el cuidado de adultos mayores institucionalizados desde Trabajo Social

Susana Aurelia Preciado Jimenez, Elba Covarrubias Ortiz & Mireya Patricia Arias Soto

El presente trabajo propone un modelo de atención para el cuidado de adultos mayores tomando como punto de partida el método Montessori, utilizado en el Myers Research Institute, en los Estados Unidos y en la Universidad de McMaster en Hamilton, Canadá; la propuesta es promover estrategias que desarrollen o rescaten las habilidades sociales de los adultos mayores institucionalizados. En esta propuesta el énfasis está en la relación adulto mayor-cuidador, desde una perspectiva humanista; además se propone que en estas instituciones debe existir la figura del trabajador social. Esta investigación se realizó gracias al Fideicomiso Ramón Álvarez Buylla de Aldana de la Universidad de Colima.

Copyright © 2011 por Susana Aurelia Preciado Jimenez, Elba Covarrubias Ortiz & Mireya Patricia Arias Soto.

Número de Control de la Biblioteca del Congreso:		2010936029
ISBN:	Tapa Dura	978-1-6176-4135-0
	Tapa Blanda	978-1-6176-4134-3
	Libro Electrónico	978-1-6176-4133-6

Todos los derechos reservados. Ninguna parte de este libro puede ser reproducida o transmitida de cualquier forma o por cualquier medio, electrónico o mecánico, incluyendo fotocopia, grabación, o por cualquier sistema de almacenamiento y recuperación, sin permiso escrito del propietario del copyright.

La información, ideas y sugerencias en este libro no pretenden reemplazar ningún consejo médico profesional. Antes de seguir las sugerencias contenidas en este libro, usted debe consultar a su médico personal. Ni el autor ni el editor de la obra se hacen responsables por cualquier pérdida o daño que supuestamente se deriven como consecuencia del uso o aplicación de cualquier información o sugerencia contenidas en este libro.

Este Libro fue impreso en los Estados Unidos de América.

Para ordenar copias adicionales de este libro, contactar:
Palibrio
1-877-407-5847
www.Palibrio.com
ordenes@palibrio.com

Índice

Presentación 11
Introducción 13

Capítulo 1: Los adultos mayores, una etapa de retos 17
    El envejecimiento..22
    Conceptos de adultos mayores 24
    Características del adulto mayor 27
    Habilidades sociales en el adulto mayor 30

Capítulo 2: Las Casas de Atención de los Adultos
Mayores en Colima. 33

Capítulo 3: Modelos de atención para adultos mayores
desde Trabajo Social. 36

Capítulo 4: Los pasos metodológicos 42

Capítulo 5: El Modelo de atención 48
    Antecedentes del modelo de atención....................................48
    El modelo propuesto "Modelo de Atención para
    el cuidado de adultos"..52
    Materiales desarrollados bajo el Modelo de Atención
    para el cuidado de adultos mayores. 56
    La puesta en marcha del modelo..67

Conclusiones 75
Bibliografía 79
Anexo 1 83
Anexo 2 112

Agradecimientos

Este documento sobre el desarrollo de habilidades sociales en los adultos mayores en Colima, es una propuesta de un modelo social de atención tomando como punto de partida el método Montessori que ha sido utilizado por el Instituto de Investigación Myers. La propuesta surgió a partir de la inducción y capacitación que se tuvo en la Universidad de McMaster en el Instituto de Verano que organiza el Centro de Estudios Gerontológicos, con el financiamiento de la Universidad de Colima a través de varios programas, la puesta en marcha del modelo fue con apoyo del Fideicomiso Ramón Álvarez Buylla de Aldana y de la Casa Hogar la Armonía, donde nos ofrecieron desarrollar estrategias para que observáramos si éstas cumplían con el cometido de que los adultos mayores del lugar desarrollaran habilidades sociales. En este proyecto participaron muchas personas a quienes debemos agradecerles. En primer lugar a la trabajadora social Gabriela Lushinger y a José Venturelli quienes nos invitaron a trabajar en este tema y nos presentaron a la Dra. Susan Watts, persona entusiasta, impulsora de un convenio de colaboración entre la Universidad de McMaster y la Universidad de Colima; a Gail Elliot y Margaret Denton por todas las conversaciones y alientos para continuar con este proyecto aquí en Colima, su asesoría en los veranos de capacitación, y sobre todo por toda su experiencia y conocimiento en el área de la gerontología. Así mismo, agradecemos al Director Operativo de la Casa Hogar la Armonía en Colima, Daniel Mendoza, por su participación en los talleres, por sus comentarios al desarrollo de las estrategias y por permitirnos la aplicación del modelo en ese lugar.

Igualmente, a todas las personas que participaron en los talleres que impartimos en la Universidad de Colima para mostrar y elaborar estrategias aplicando el Método Montessori, muchísimas gracias por todo su entusiasmo y colaboración en las actividades de demostración, aplicación y sobre todo por sus sugerencias al proyecto. Nuestra gratitud a las y los estudiantes de la Facultad de Trabajo Social que han colaborado en este proyecto y que contribuyeron realizando estudios, diagnósticos y sus tesis de licenciatura.

También agradecemos a todas aquellas personas que participaran directa o indirectamente en este proyecto y que no los hayamos mencionado. Finalmente, nuestro reconocimiento infinito a las y los adultos mayores, cuidadoras, trabajadora social, enfermera y todo el equipo de las instituciones para el cuidado de adultos mayores que participaron en la investigación. Con su colaboración en brindarnos información, así como un espacio donde se pudo aplicar el modelo propuesto, el uso de los instrumentos que se diseñaron ex profeso, y sobre todo poder inspirar a responsables de otros centros, para que encontraran nuevas formas de apoyar a las personas adultas mayores que se albergan en asilos o residencias de cuidados en el Estado de Colima así como en Acapulco, Guerrero. Dedicamos este documento a todos aquellos que se encuentran comprometidos y consagrados al cuidado de los adultos mayores.

Este trabajo fue apoyado en parte por el Fideicomiso Ramón Álvarez Buylla de Aldana de la Universidad de Colima, con número Ref. 523/08; además con recursos de proyectos específicos de la Universidad de McMaster, de la Facultad de Ciencias Sociales, y recursos del PROMEP 2004 otorgados a la Facultad de Trabajo Social.

Resumen

El presente trabajo propone un modelo de atención utilizando como punto de partida el de Montessori, el cual se ha utilizado en el Myers Research Institute, en los Estados Unidos y en la Universidad de McMaster en Hamilton, Canadá; la propuesta que presentamos desde Trabajo Social, busca que los adultos mayores institucionalizados desarrollen sus habilidades sociales. El énfasis en el modelo se hace desde la relación adulto mayor-cuidador, tomando en cuenta una perspectiva humanista; además se propone que en estas instituciones debe existir la figura del trabajador social.

Abstract

This document proposes a model of care using the Montessori approach, which is used at the Myers Research Institute in the United States and at McMaster University in Hamilton, Canada. This Social Work Model looks forward to help in developing the social skills of older adults who are institutionalized. In the proposal the emphasis is on the elder-caregiver relationship, from a humanistic perspective, in addition it is proposed that these institutions should have the figure of the Social Worker.

Presentación

En los últimos diez años se ha incrementado en México la proporción de personas de 65 años o más en relación a la población total, situación que no es exclusiva de este país, sino que se está observando como un fenómeno global y relativamente reciente en el mundo.

Por otro lado, ante este fenómeno se requiere existan un mayor número de instituciones que ofrezcan servicios de calidad a este grupo etario e incluso a sus familias. En este sentido, la Universidad de Colima ha comenzado a realizar esfuerzos desde varias facultades como Enfermería, Medicina, Psicología, Pedagogía y Trabajo Social, con programas de acción y proyectos de investigación, e incluso han comenzado a incluir materias relacionadas a la atención de este grupo etario. Un ejemplo de ello, fue en el 2009, cuando de manera conjunta se inició un programa con la Secretaría de Salud, la Universidad de Guadalajara, la Universidad Autónoma de Madrid, el Instituto de Gerontología de Heidelberg y la Fundación Academia Europea de Yuste, al cual se le denominó CASOENAC (Contribución Científica para Políticas Públicas Previsoras), que entre sus objetivos tiene el fomentar un envejecimiento activo y digno en el Estado de Colima.

Asimismo, en la Facultad de Trabajo Social, dentro del programa del cuerpo académico UCOL-CA77, que tiene una línea de investigación sobre adultos mayores, en donde se han venido desarrollando varios proyectos bajo esta temática, resultado de ello es este libro que se presenta, en el que se describe un modelo de atención para el cuidado de estas personas desde la perspectiva de Trabajo Social, el cual surgió a partir de las relaciones que como Universidad de Colima se han realizado con instituciones tan prestigiosas como la Universidad de McMaster en Ontario, Canadá, así como con el Instituto Myers en los Estados Unidos.

Por tanto, la Universidad de Colima, quiere compartir con los lectores este documento que sin duda por la manera en que se expone, ofrece elementos y estrategias con los cuales podemos iniciar el trabajo con los adultos mayores, o incluso tomar conciencia nosotros mismos sobre el significado de esta etapa de la vida pues desde ahora debemos optimizar nuestras oportunidades para ser adultos mayores con niveles de *bienestar físico, social y mental saludables, y que nuestras expectativas no solo sea ampliar la esperanza de vida*, sino llegar a ella con calidad.

M. en C. Miguel Ángel Aguayo López
Rector de la Universidad de Colima

Introducción

Estudios sobre adultos mayores en México han comenzado a tener mayor importancia, particularmente en la Universidad de Colima, en donde la Facultad de Trabajo Social ha realizado diagnósticos situacionales sobre cinco asilos[1] de ancianos que existen en el Estado; un directorio sobre los servicios que ofrecen estas casas de atención en el estado; de igual manera se han desarrollado tesis de licenciatura que exploran el tema de los adultos mayores desde la perspectiva de la comunicación, de los pensionados, la calidad de vida, así como desde el desarrollo de habilidades sociales; además, una tesis de maestría que propone un modelo multiprofesional para la atención del adulto mayor, también, se han realizado ponencias que exploran temas tales como: el rol que desempeña la familia en la atención de personas en estado de vejez, y sobre la problemática del anciano en la familia, por otro lado, hemos observado que no existe mucha información sobre la problemática que vamos a comenzar a enfrentar en el Estado de Colima por no contar con personas especializadas para la atención de los adultos mayores, y en particular, la poca promoción que ejerce el trabajador social en programas relacionados con la senectud. Tampoco se encontraron investigaciones que refieran acciones de atención del trabajador social, por lo que surge el interés de revisar los modelos de intervención y con ello formular una propuesta para atender a este grupo poblacional.

---

[1] Para efectos de esta investigación asilo, casa de retiro, casas hogar, casa de atención para el adulto mayor, institución para la atención de adultos mayores se utilizan como sinónimos, los cuales se definen como instituciones que brindan protección física y mental a personas que por distintas razones no pueden valerse por sí mismas o ser atendidas por sus familiares, proporcionándoles casa, alimentación, vestido, y una serie de programas enfocados a su salud, bienestar y recreación. Estas instituciones pueden ser públicas o privadas, aun cuando la institución de referencia en este estudio es privada y recibe aportaciones de la sociedad civil.

A este respecto, se propone que, a partir de un modelo de atención desde la disciplina de Trabajo Social, se puedan desarrollar las habilidades sociales de los adultos mayores, situación que ha motivado a realizar investigaciones en este campo y sobre todo proponer modelos que describan, analicen y expliquen esas diferencias, que son el sustento de la propuesta aquí presentada, partiendo de la observación participante y no participante con adultos mayores que se encuentran institucionalizados en dos estancias para el cuidado de Adultos Mayores, en el municipio de Colima.

Por la problemática que este tema presenta, se consideró pertinente analizar la importancia de realizar planteamientos para el desarrollo de modelos de intervención iniciando con el uso de recursos educacionales para los adultos mayores en el Estado de Colima, partiendo de las preguntas ¿cuáles son los programas recreativos y ocupacionales que se han implementado en los asilos de ancianos y centros de día que promuevan el desarrollo de habilidades para una mejor calidad de vida? ¿Los "cuidadores" tienen la capacitación idónea para poder establecer un programa de apoyo? ¿Los programas que se realizan tienen un sustento teórico o bien surgen de la buena voluntad de los facilitadores? y sobre todo preguntándonos ¿si los profesionales tanto del área de la salud como de Trabajo Social han desarrollado recursos educacionales suficientes para que los adultos mayores puedan acceder a los servicios sociales y de salud disponibles para ellos? Fue necesario reconocer que el adulto mayor es una persona, a quien se le debe respeto y tiene la capacidad de seguir construyendo una vida con calidad.

Revisando las estadísticas del Consejo Nacional de Población (CONAPO) encontramos que muestran un proceso acelerado en la transición demográfica, pues considerando tan solo el dato de la tasa de fecundidad, se identifica como en 1960 el número de nacimientos era de 46 por cada mil habitantes, mientras que en el año 2000 éste disminuyó a 21, esperando que este decremento siga bajando en las próximas cinco décadas hasta alcanzar los 11 nacimientos por cada mil habitantes en 2050 (Zuñiga & Vega, 2004).

Esto nos muestra que el proceso de envejecimiento se encuentra ya en México en estas generaciones, pues los adultos mayores de mañana ya se encuentran con nosotros. Zuñiga & Vega (2004) señalan en su estudio que

> *Las generaciones más numerosas, las nacidas entre 1960 y 1980, ingresarán al grupo de 60 años y más a partir de 2020. Esto se refleja en el aumento de las proporciones de adultos mayores en las próximas décadas. En 2000 la proporción de adultos mayores fue de alrededor de 7.0 por ciento. Se estima que este porcentaje se incremente a 12.5 por ciento en 2020 y a 28.0 por ciento en 2050* (2004, pág. 22).

Ahora bien, este grupo etario se encuentra en situaciones familiares muy diferentes, esto puede ser a consecuencia de los cambios en las propias estructuras que en el Estado de Colima se observan, pues en algunas localidades se encuentran personas mayores de 60 años que viven solas, sin embargo algunas de ellas tienen la asistencia de familiares o de vecinos; otros reciben apoyo económico e incluso una pensión, o bien remesas de parientes que viven en el extranjero. En la ciudad capital del Estado también se observa con mayor frecuencia este fenómeno, pues haciendo un recorrido por algunas de las colonias del centro se encontró en una cuadra de 10 viviendas, que en cuatro de ellas existen personas mayores de 60 años que viven solo con su pareja o bien solos por viudez; en otra vive una persona de 65 años con una hija discapacitada y sus nietos pues uno de sus hijos vive en Estados Unidos; una casa con una pareja de pensionados que vive con sus hijos mayores de edad que están terminando sus estudios de licenciatura; otra familia donde vive una pareja con edad promedio de 40 años y tiene hijos en licenciatura y preparatoria, y solo dos familias con hijos menores de seis años; y una casa sola por que las personas que la habitan se fueron a los Estados Unidos. Los que viven solos o con su pareja aun se encuentran insertos en el mercado laboral, pero están pronto a jubilarse. Lo anterior nos muestra que en 6 viviendas de 10 encontramos adultos mayores que posiblemente tienen acceso a una pensión.

Otro porcentaje de adultos mayores son beneficiarios de los programas federales o estatales, como PROCAMPO, 70 y más, entre otros. Sin embargo, hay un gran número, que de acuerdo a la CONAPO se encuentran solos, sin apoyo familiar, incluso sin ser susceptibles de apoyos federales y que viven de la beneficencia pública o privada, esta situación fue estudiada en una residencia de cuidados de adultos mayores por Preciado Jiménez, Covarrubias Ortiz, & Arias Soto (2009), donde describen que existe un gran número de personas que viven en residencias para el cuidado de adultos mayores, en diversas situaciones, pues un porcentaje mínimo continúan recibiendo la asistencia de sus familiares, pero otros se encuentran abandonados.

Considerando lo anterior, en este estudio se propuso la necesidad de analizar si existe un modelo de atención en las instituciones que ofrezca cuidados a los adultos mayores por parte de asistentes, trabajadores sociales y si además existe un grupo multiprofesional de apoyo, sin embargo, encontramos que "a pesar de que las instituciones ofrecen servicios de cuidado y alimentación las 24 horas del día no cumplen con los requerimientos indispensables para la atención (2009, pág. 82), y de acuerdo con Beaver & Miller (1998) "los servicios ofrecidos deben ser ordenados por un médico o estar bajo la supervisión de personal médico experto" (1998, págs. 255-257), situación que no logramos encontrar, razón por la cual hacemos una propuesta de trabajo con este grupo etario y proponemos la importancia de que Trabajo Social comience a desarrollar un planteamiento para la profesionalización de asistentes y cuidadores.

Capítulo 1
Los adultos mayores, una etapa de retos

Parafraseando a Piña Morán (2004) la vejez como etapa de vida tiene un significado importante en todos los seres humanos, sobre todo porque su concepción misma está llena emociones, actitudes ante la vida, o bien puede estar precedida a situaciones que han vivido personajes de nuestra familia. Entonces definirla es complicado, pues para algunos es el fin, el ocaso, mientras que para otros es un proceso natural degenerativo del ser humano, sin embargo, cuando definamos a los adultos mayores debemos de considerar los principios propuestos por María Montessori, los cuales son: ayudar al desarrollo natural del Ser Humano, estimular a la persona a tener seguridad y respeto, favorecer a la responsabilidad y el desarrollo de la autodisciplina, libertad para desarrollar el propio control, desarrollar la capacidad de participación para ser aceptado, guiar en la formación espiritual e intelectual y reconocer que se construye así mismo (Röhrs, 1993). Es decir, reconocer que los adultos mayores son seres humanos, personas únicas y plenamente capacitadas para actuar con libertad, inteligencia y dignidad, con quienes vamos a convivir y brindar atención con calidad y calidez. Esto requiere una actitud positiva tanto de las personas que se encuentran al cuidado de los adultos mayores como de los propios.

Entonces, para reconocer la vejez como etapa quienes trabajamos con adultos mayores debemos incluir en el perfil un elemento importante que es tener una actitud positiva, dado que al reconocer el rol que tiene este grupo etario en el entorno social, reconoceremos también sus posibilidades, independencia, autonomía, entre otros aspectos que al final vendrán a apoyar el concepto de las personas en esta etapa de su vida, se debe proponer lograr su respeto y propiciar factores que favorezcan el desarrollo de sus capacidades que les permitan, en la medida de sus posibilidades, seguir siendo una persona que pueda reconocerse y construirse a sí mismo; es decir, aceptarles y reconocerles como grupo etario que ha vivido una existencia, que poseen talentos y experiencia logrando así promover una sociedad más justa y reconocer a las personas de mayor edad que conviven con nosotros.

Sin embargo, en la sociedad actual se valora el reconocimiento individual de la persona, y esto se basa en criterios tales como belleza, jovialidad, producción económica, inserción en el mercado laboral, entre otros, lo que contribuye a formar un mito sobre el individuo y su potencial, pero cuando éste llega a la vejez, todos esos elementos van desapareciendo y junto con ello el reconocimiento social, pues incluso existen personas que después de los 60 años, comienzan a autodefinirse en términos negativos, señalándose como improductivos, inactivos, dependientes, llenos de enfermedades y aislados socialmente, por estar confinados en asilos o bien "desaparecidos" en sus propias casas.

Mitos de lo que es ser viejo

La sociedad muchas veces busca encontrar respuestas para situaciones que no siempre tiene toda la información, y entonces se comienza a realizar afirmaciones que muchas veces distan considerablemente de lo que en realidad es, un ejemplo de ello son los mitos acerca del envejecer y la vejez, los cuales en ocasiones, están llenos de prejuicios afectando con ellos la aceptación a esta etapa de la vida.

Estos mitos o prejuicios han generado actitudes negativas frente al proceso del envejecer. Los fundamentos de éstos provienen de una sociedad que centra sus expectativas en el desarrollo, la productividad, el consumo, los adelantos tecnológicos, la juventud y el crecimiento; por tanto valora todo lo que tiene consonancia con esos aspectos, así pues, es muy frecuente escuchar que "lo viejo ya no tiene valor", o bien "los viejos ya no aportan nada", incluso ha existido en algunas sociedades el estigma hacia los viejos, pues "representan una carga para la sociedad".

Por ello, el asociar el concepto de anciano con viejos, inactivos e improductivos, se basa más en el deterioro físico, pues lo que muestra es que la persona deja de ser productiva. Pero esto es evidencia de injusticia con numerosos adultos mayores, ya que existen comunidades en que las personas todavía a los 80 años siguen siendo el pilar de la economía de su familia, trabajando en labores de campo, en los centros comerciales como empacadores, en algunas oficinas, o bien seguir siendo el sustento de su hogar, en donde hay personas más jóvenes inactivas e improductivas y que no por ese hecho se les asocia con la vejez. La productividad por tanto, debería ser entendida desde otra perspectiva, más allá de lo estrictamente laboral, ya que suponer que todo el que recibe una retribución económica por su trabajo, es el único que hace aportaciones a la sociedad, de inmediato están desechando todas las acciones que realizan los adultos mayores en el sector voluntario, prestando servicios a organizaciones sociales no lucrativas, o incluso aquellas abuelos y abuelas que cuidan a sus nietos mientras que los padres están trabajando. En muchas ocasiones esta falta de productividad se debe también al propio sistema, pues una gran cantidad de empleadores les ponen una serie de obstáculos para poder obtener un puesto de trabajo, aun cuando tengan las calificaciones para ello; otro caso es cuando las empresas se fusionan o reducen a su personal, a los primeros que despiden es a los trabajadores de mayor edad, pues ellos representan un costo más alto en salarios debido a la antigüedad que han generado.

Otro mito muy frecuente en las familias y en las instituciones que están al cuidado de adultos mayores, es que éstos regresan a su etapa de la niñez, pues hacen berrinches, no se comportan bien, pelean con frecuencia, son egoístas, impacientes; y para solucionar esta situación se les debe poner hacer actividades que estén en ese mismo nivel. Esto lo pudimos observar con algunos cuidadores que participaron en los talleres, o por terapeutas que desarrollan programas recreativos y de entretenimiento sin considerar las necesidades y potencialidades de los adultos que ahí tienen congregados. Y por tanto, éstos no logran el desarrollo o el descubrimiento de sus habilidades que por situaciones de su historia de vida han dejado pendiente, o bien porque no habían aprendido; un niño comienza una vida, un adulto mayor ha transcurrido una vida llena de aprendizajes por ello no se les puede poner en un mismo nivel.

También es cierto, que hoy en día la tasa demográfica ha permitido que varias generaciones sigan con vida, existen familias en las que no solo se conoce a los nietos, sino incluso a las tataranietos, y esto además de alegrías puede generar ciertos problemas, pues en principio no sabemos siquiera como tratar a las personas que son mayores de 60 años, y por otro lado están los niños de la familia que también demanda atención, y que en ocasiones los de la generación de en medio no sabe a quién atender, pues por un lado está el padre o abuelo, a quien quiere pero no entiende, y por el otro el hijo que va iniciado su proceso de crecimiento y que quiere ayudarlo. Este mito de tratar a los ancianos como niños se vuelve más frecuente cuando existe una enfermedad y que para mantenerlos entretenidos y no sentir que se les ignora, ponen a los niños y a los abuelos en el mismo nivel, un error muy grave.

Por otro lado, existe otro mito, el de que como llamarlos, pues ahora se ha vuelto una problemática su definición, y les llamamos, personas de la tercera edad, personas mayores, adultos en plenitud, viejos, abuelos, ancianos, cuando cada una de estas formas de expresarlo tiene una connotación distinta, y tratamos de englobar grupos de edad muy dispares, pues no es lo mismo las personas entre 60 y 65 años a los de 85 y 90, y sin embargo, a veces queremos tratarlos y llamarles igual.

Otro mito asociado con la vejez es la senilidad[2], señalando que solamente los adultos mayores sufren de pérdida de memoria, disminución en la capacidad de atención, lo cual está más relacionado al desgaste y deterioro del sistema nervioso, y hoy en día se han encontrado casos de

---

[2] El concepto de senilidad, de acuerdo al diccionario de la real academia española, está relacionado con la ancianidad, o bien como la degeneración progresiva de las facultades físicas y psíquicas debidas a la alteración producida por el paso del tiempo en los tejidos. También se ha mencionado con la senilidad no tiene por qué implicar inactividad, sin embargo hay también quienes lo identifican con la expresión "su senilidad es tal que no se puede valer por sí mismo".

personas menores a los 60 años que presentan estos síntomas; por supuesto que esto se acentúa en los ancianos, pues éstos han vivido muchos años y es muestra del declive de la etapa de la vida.

Jubilación y vejez es otro concepto que generalmente se encuentra asociado, ésta actúa como una barrera que marca a la persona, pues cumpliendo los 60 o 65 años "se vuelve pasivo" y pareciera que se le confina a un reposo forzoso. No obstante, que la persona deja de ir a trabajar al lugar que dedicó por mucho tiempo, ese vacío del que se habla no debería en realidad existir, pues aun quedan un gran número de actividades que pueden realizar, de las cuales no se jubilan, sin embargo, sólo un porcentaje menor logran comprenderlo. Además solo se jubilan aquellas personas que tuvieron una relación laboral formal centrada en el valor del trabajo, y lo que sí es un hecho es que todas las personas envejecen. En tanto, jubilación y envejecer no significa el retiro de la vida social, por el contrario implica una forma diferente de participación.

Por otro lado, está también la imagen social que mediante los medios de comunicación se recibe, lo cual lleva a discriminar a este grupo etario, incluso entre los profesionistas y personas que se encargan del cuidado de los adultos mayores se encuentran ideas negativas sobre las características que podrían definirlas. Estas falsas concepciones pueden igualar vejez a decadencia y deterioro de todo tipo: físico, mental, funcional, etc.

En 1982, la Organización de las Naciones Unidas (ONU) establece como eslogan "añade vida a los años que añadiste a tu vida" (citado por Pedrero, 2001), lo cual se articula con los principios que se describieron del modelo, que se identifican con independencia, participación, cuidado, dignidad, y desarrollo personal, los cuales como se podrán observar, se encuentran en oposición con los mitos que se han propagado de la vejez (etapa de retiro, reposo, dependencia, inactividad).

Por ello, es importante resaltar que cuando se trabaja con adultos mayores una de las premisas es el derribar mitos, pues eso prejuicios además de ser falsos no benefician a este grupo etario, al contrario perjudica a las personas que colaboran en la atención porque siguen reafirmado estos preconceptos.

El envejecimiento

De acuerdo con Jorge González (2001) el envejecimiento es el proceso vital, mientras que vejez es el periodo de la vida humana que antecede a la muerte. Entonces entendido como un proceso, debería ser tan vital como la vida misma "como el amor, el perdón, la sabiduría, el conocimiento, la familia..." entre otras más "... por eso es que tantas disciplinas y enfoques han hecho del proceso su punto de interés" (González, 2001, pág. 30).

Mucho se ha estudiado sobre el envejecimiento, particularmente en España, se han desarrollado una tipología de éste a partir de tres clases: el envejecimiento normal, el patológico y el exitoso. El primero es el que de acuerdo con Antonia Díaz (2009), cursa sin patología biológica y mental, es el dominante en la sociedad, se relaciona con la buena salud y la vida independiente. El envejecimiento patológico es el que se produce cuando la persona sufre de enfermedades físicas y mentales que le impide llevar una vida normal, requiriendo de apoyos institucionales y de recursos humanos especializados. El envejecimiento exitoso es el proceso por el cual se optimizan las oportunidades de bienestar físico, social y mental a lo largo de la vida del individuo; en este se asocia a calidad de vida, productividad e independencia.

La Organización Mundial de la Salud (OMS) define al envejecimiento activo como "el proceso de optimización de las oportunidades de salud, de participación y de seguridad con el fin de mejorar la calidad de vida a medida que las personas envejecen", (Organización Mundial de la Salud, 2001) lo cual lleva a centrar la propuesta en el desarrollo vital de la persona, permitir a las personas desarrollar sus potencialidades, por un lado, y por otro, que las personas a sus cuidados desarrollen estrategias que les permitan fortalecer su visión por la vida. Por ello, se coincide que en el Modelo de atención para el cuidado de adultos mayores institucionalizados desde Trabajo Social, tomando como punto de partida la propuesta de Montessori, prevalece que el envejecimiento es un proceso que se desarrolla a lo largo de la vida sea cual sea su condición de discapacidad, para poder brindar una atención de calidad a las personas mayores.

Por ello, se señala que a lo largo de la vida de una persona se van aprendiendo y reaprendiendo las habilidades, pues son éstas las que permiten relacionarse con la gente que les rodea, y establecer relaciones de amistad, familiares y con las personas que viven en la colonia, comunidad, o institución; sin embargo, se puede encontrar con personas que no las han podido desarrollar apropiadamente y que tienen

> *el mayor riesgo de confrontar problemas emocionales y dificultades en su competencia social, lo que podemos decir es que lo hace más vulnerable a las frustraciones de necesidades como seguridad, aceptación, realización y por provocar que la persona obtenga menos reforzamiento social en general, además de éstas, cabe mencionar que también daña su autoestima (la disminuye) y su sentimiento de identidad"* (Zaldivar, 2005 citado por Gálvez, 2007).

Esto puede ser debido a alguna enfermedad biológica, psicológica, emocional, o bien porque creció en un medio que no fue adecuado para el desarrollo de éstas. Con lo anterior, se puede demostrar el desarrollar las habilidades sociales adquiere una importancia insospechada en la vida de las personas, y que como parte de la formación de trabajadores sociales, se debe considerar en la formación de estos recursos humanos.

Es importante mencionar que las personas pasan un alto porcentaje de su tiempo tratando de buscar una forma de interacción social, en el caso de los adultos mayores, también se observa esta necesidad, ya que muchos de ellos buscan participar en grupos eclesiásticos, de partidos políticos, o bien de representación social, cultural, o viven en una casa de retiro, para lo cual deben utilizar habilidades que les permitan establecer una relación grupal e individual con gente de su misma edad, los que mutuamente se brindan relaciones positivas llevando consigo mayores fuentes de autoestima y bienestar personal, sin embargo, existe casos en los que se aíslan del todo.

Conceptos de adultos mayores

Al inicio de este trabajo se mencionaron los mitos que existen sobre los adultos mayores, y uno de ellos fue la manera en que debemos llamarlos, pues si bien, muchos de ellos se utilizan como sinónimos, en la literatura revisada se encontró que aún no se define. Lo que encontramos fue que el envejecimiento es un proceso que no involucra solo aspectos físicos y psicológicos del ser humano si no que involucra los aspectos sociales que rodean al individuo, es decir, el envejecimiento no determina un tiempo específico si no que depende de la calidad de vida.

Para Cordero Liliana (2003, pág. 12) la vejez es una etapa de la vida que tiene una existencia evolutiva propia y que junto a algunas limitaciones, ofrece ciertas potencialidades efectivas definidas por las experiencias y recorridos históricos de las personas que la viven". Es decir, que es un proceso evolutivo del ser humano en el cual se pueden observar potencialidades en los ancianos como "la sabiduría" que se traduce en experiencias vividas durante su recorrido por la vida.

Para otros autores la vejez o ancianidad no comienza en una edad determinada sino que además cuentan otras características personales como el estado físico, enfermedades, historia personal, familiar, o sea se envejece de una manera diferenciada.

La edad cronológica en la que se considera que inicia la vejez es de 60 años

> *En el ámbito mundial occidental conviven ponderaciones cronológicas que plantean una edad de 60 ó 65 años en adelante. Pero muchos estudios de campo nos muestran que el mecanismo, conforme a los cambios físicos, psicológicos y*

sociales, no conserva una correspondencia lineal con la edad (Cordero, 2003, pág. 12).

Conforme a los datos obtenidos se decidió que en el desarrollo de la investigación se hiciera alusión al concepto de 60 años y más como una forma de entender que la edad cronológica a la que se le puede considerar ha individuo "anciano" es en ese periodo.

Entonces, con lo anterior, hemos podido señalar que todos nos vamos haciendo viejos día tras día, por tanto es pertinente ir considerando las aportaciones que cada uno de nosotros vamos haciendo a lo largo de nuestra vida, por lo tanto se debe entender claramente que vejez, no es igual a enfermedad ni a improductividad, sino que los ancianos siguen aportando mucho desde la experiencia.

El auto concepto del adulto mayor suele definirse, en un sentido genérico, como el conjunto de imágenes, pensamientos y sentimientos que el individuo tiene en sí mismo, consecuentemente permiten diferenciar dos componentes o dimensiones de los mismos (Salvarezza, 1998, pág. 103). Por otro lado, Sánchez (1990) señala que el envejecimiento como proceso no es singular ni simple, sino que es parte del desarrollo biológico y del desarrollo del ciclo de vida, por tanto éste inicia desde la concepción y finaliza con la muerte; la misma autora considera, que señalar cuando inicia la vejez es complicado, pues más bien, esto se encuentra relacionado a "diferencias individuales que existen en el proceso de envejecer, no solamente se encuentran variaciones entre los individuos sino que también se transforman los diferentes órganos y sistemas del cuerpo" (1990, pág. 11). Por lo que, la vejez vista desde el punto de vista biológico, nos muestra que es un proceso degenerativo que afecta a todo ser vivo, y una de las características más observadas es la disminución de células que conforme transcurre el tiempo y aumenta la edad, la persona se va deteriorando, y sus órganos van dejando de cumplir con ciertas funciones.

Otra definición referente al envejecimiento toma en consideración además del deterioro del propio organismo, el medio social; Cardona (2003) lo incluye al señalar que el envejecimiento genera problemas comunes y retos similares para todos los que envejecen. Pues si bien es cierto, anteriormente, la sociedad veía al adulto mayor con respeto y veneración, lo premiaba nombrándolo gobernante, pontífice y consejero. Hoy en día, con el surgimiento de la familia nuclear se han creado una serie de mitos alrededor de la vejez que la asocian con enfermedad, inutilidad, impotencia sexual, aislamiento, pobreza, debilidad, depresión entre otros.

Por tal motivo es significativo tener una noción sobre la etapa de la vejez, que es el tema abordado en esta investigación, por lo que conviene tener en claro definiciones de "anciano" y "vejez" dado que a últimas fechas se mencionan como "tercera edad", "adultos mayores" y "edad dorada", que no parecen muy precisos. Por lo que sabemos, la vejez es la última etapa de las edades en que nos desarrollamos los humanos, de manera que a lo largo de una vida se atraviesa por la infancia, la adolescencia, la adultez y la vejez; así fue hasta que surgió la noción de la "tercera edad" para referirse a las personas mayores de 60 años (Sánchez, 1990, pág. 85). Es relevante tener presente que decir "los ancianos" incluye en ese término una gran variabilidad en aspectos tales como la edad, el nivel socioeconómico o cultural, su personalidad, su estado emocional, nivel de apoyo social, etc. El otro concepto es sobre vejez, el cual tiene una connotación más de tipo social, pues para algunos temida porque significa desgaste y muerte; sin embargo, como lo señala Majos (1995), en algunos lugares aun tiene una concepción positiva del viejo, ligando la función que la persona pueda desempeñar en la sociedad. Así vemos cómo en las antiguas culturas, donde la tradición oral fue capaz de transmitir la experiencia acumulada, el viejo era venerado, incluso se hacía indispensable para las funciones fundamentales que desempeñaba como historiador y sacerdote (Majos, 1995:01).

El envejecimiento es un proceso que está rodeado de creencias falsas, de temores y mitos debido a que esta etapa de la vida está cargada de inquietud, fragilidad y muchas veces de angustia ya que en algunas ocasiones los adultos mayores son olvidados por sus propios familiares y ellos pierden el deseo de salir adelante, esto en el peor de los casos. "El componente social del envejecimiento tiene que ver con lo que sucede a las personas en nuestra sociedad según envejecen" (Sánchez, 1990:10). La vejez, como sabemos, es una experiencia de múltiples determinantes que depende de un balance complicado de aspectos físicos, sociales y emocionales.

Características del adulto mayor

Una de las características que muestran los adultos mayores es la edad cronológica, que se utiliza como frontera que marca el paso entre los distintos periodos evolutivos; por lo tanto cuando arriba a la edad de 60 años en México, entran en la categoría de adultos mayores, pues incluso es cuando logran obtener su tarjeta que los acredita como tal. De igual manera, esta etapa permite distinguir diversas diferencias entre la edad frente a la actitud que tiene de la vida, a la manera de sentirse; por ello es que encontramos que a partir de los 60 años y ahora con la existencia de un incremento en la esperanza de vida, apreciamos que hay varias etapas por las que el adulto mayor atraviesa. Así mismo se encuentran aquellas personas que muestran un ego alto, donde es importante mencionar que son distintas las características que presentan las personas como lo muestra Block, citado por Papalia (2001, pág. 601) en la tabla 1.

Tabla 1 Características de los adultos.

Características de los adultos cuyo ego es altamente adaptable	
Más característico	**Menos característico**
Descubre sus propios motivos y comportamientos.	Débiles defensas del yo; se adapta mal bajo estrés.
Es cálido y capaz de establecer relaciones estrechas.	Se siente frustrado o vencido.
Equilibrio y presencia social.	No maneja la incertidumbre ni la complejidad.
Productivo, consigue hacer las cosas.	Reacciona de manera exagerada a frustraciones menores; es irritable.

Características de los adultos cuyo ego es altamente adaptable	
Más característico	**Menos característico**
Calmado, relajado.	Rechaza pensamiento y experiencias desagradables.
Calificado en técnicas sociales de papeles imaginarios.	No intercambia papeles; se relaciona con todos de la misma manera.
Percibe socialmente los signos interpersonales.	Básicamente ansioso.
Puede ir al fondo de los problemas importantes.	Se rinde y se resigna ante la frustración o a la adversidad.
Muy responsable y cumplido.	Emocionalmente imperturbable.
Responde al mal humor.	Vulnerable a las amenazas reales o imaginadas; temeroso.
Valora la independencia y autonomía propias.	Tiende a reflexionar y tener pensamientos preocupantes.
Tiende a despertar simpatía y aceptación.	Se siente estafado y víctima de la vida.
Inicia el humor.	Siente que su vida carece de significado.

Fuente: Citado por Papalia, (2001) adaptado de Block, como se reimprimió en Clonen, 1996.

En la tabla se pueden observar las características que se destacan en los adultos mayores lo cual puede convertirse en fuente de crecimiento positivo o negativo. Así mismo, se plasman algunas de las características que pueden presentar las personas que tiene su ego altamente adaptable por lo que se puede analizar que cada efecto tiene una reacción. En la sociedad aumentan las posibilidades y condiciones para que cada vez más individuos lleguen a viejos y vivan más años, pero la calidad de vida muchas veces empeora a medida que se envejece.

Otras de las características de los adultos mayores son las funciones físicas, ya que éstas son utilizadas como indicador donde la vejez incluye los problemas de salud, debido a que conforme va pasando el tiempo el ser humano se va deteriorando y sus fuerzas así como la salud ya no son las mismas, inclusive la gran parte de los adultos empiezan a mostrar dificultades para moverse, al igual que el dolor que ocasionan algunas enfermedades o que simplemente se dan por la edad y los deterioros sensoriales o las alteraciones funcionales; por otra parte, se encuentran aquellas personas que están físicamente bien, a las cuales se les considera que aun no son viejos a pesar de haber superado generosamente los temidos 65 años de edad (Papalia, 2001, pág. 639).

El deterioro del funcionamiento mental juega un papel importante en la tercera edad, ya que después del declive físico, la salud mental es considerada como uno de los principales signos no ya de vejez[3], sino de longevidad[4] (ibídem). Por ello, éste suele ser uno de los acontecimientos más temidos entre los ancianos, pues es un proceso donde se une el miedo y temor al futuro, a la fragilidad y a la vulnerabilidad, pero ante todo a no poder sentirse una persona válida e independiente de los demás y esto conlleva a que dejan de ser ellos mismos para convertirse en un muñeco en manos de los demás.

Asociado con lo anterior, se encuentra el concepto de utilidad social que utiliza Salvarezza (1998), que lo describe como la "sensación de tener todavía objetos y metas en la vida y de seguir formando parte activa de una comunidad son anotadores que están estrechamente marcados con el mantenimiento de un autoconcepto joven" (1998, pág. 103). De esta manera la persona adulta mayor requiere entonces de ello para que éste pueda sobre llevar su etapa, que lejos de ser fácil es bastante difícil ya que en esta sociedad siempre se les hace menos.

Otra característica en los adultos mayores es que durante esta etapa de su vida se incrementa el temor a lo desconocido, el tener conciencia de las crecientes pérdidas físicas e intelectuales le produce un gran sentimiento de inseguridad, estos son agravados por pautas culturales que los ubican en una posición desventajosa con respecto al adulto joven, determinando los roles que deben desempeñar; aun cuando en muchos de los casos, las personas mayores no aceptan la existencia del miedo; tal como lo muestran Pedraza, y Ramírez (2009) en su estudio sobre los

---

[3] Vejez: periodo de la vida, de los organismos, caracterizado por la declinación de las actividades fisiológicas.
[4] Duración de la vida de un individuo.

Miedos que se manifiestan durante el proceso del envejecimiento en las Adultas Mayores Institucionalizadas, en el Estado de Colima, México.

De igual manera, se puede observar que en los adultos mayores existen reacciones negativas cuando consideran que pueden sufrir ante la angustia y frustración provocadas por la depresión y regresión. La depresión no es necesariamente un síntoma de envejecimiento pero se relaciona con el ámbito social estrecho en que vive el anciano, el cual lo conduce al aislamiento. Esto no se debe necesariamente a que el anciano viva solo, sino a que se le dificulta entablar nuevas relaciones significativas y algunas veces se presenta una rigurosa resistencia a abordar nuevas amistades.

Si bien es cierto que todas las edades son portadoras de opiniones sociales, sin duda la Tercera Edad constituye una etapa de la vida muy influenciada, más bien determinada por la opinión social, por la cultura donde se desenvuelve el anciano. Hasta hoy día la cultura, de una forma u otra, tiende frecuentemente a estimular para la vejez el sentimiento de soledad, segregación, limitaciones para la vida sexual y de pareja, y de la propia funcionalidad e integración social del anciano.

En suma, el adulto mayor en esta etapa sufre de determinantes cambios los cuales son difíciles de aceptar, además de algunas pérdidas familiares significativas, aunado a esto también la sociedad tiene un factor muy importante en este tipo de cambios, ya que son los que pueden hacerlos sobrellevar esta etapa o en su defecto hacerlos sentir menos, con comportamientos negativos o positivos.

Habilidades sociales en el adulto mayor

Con respecto al concepto de las habilidades sociales, éstas se pueden definir como aquellas acciones en las que "la persona es capaz de ejecutar una conducta de intercambio con resultados favorables, entendiéndose favorable como contrario a destrucción o aniquilación, el término habilidad puede entenderse como destreza, diplomacias, capacidad, competencia, aptitud. Su relación conjunta con el término social revela una huella de acciones de uno con los demás y de los demás con uno, o sea un intercambio" (Martínez, 1997 citado por Gálvez, 2007).

Por tanto, cuando las personas interactúan entre sí, expresan opiniones, deseos, sentimientos, emociones, frustración, etc., de acuerdo con la situación que están viviendo, y muchas veces aun cuando pareciera que no van a lograr expresar lo que desean, lo hacen. Al manejar de manera adecuada las habilidades sociales se pueden tener ventajas que se conocen como afectivas e instrumentales; las primeras son aquellas que tienen que ver con las relaciones de amistad, con los compañeros de trabajo o estudios, familiares, con la pareja, con conocidos, mientras que las segundas son aquellas actividades que se realizan y se consideran de éxito y que logran dar satisfacción en el trabajo, entrevistas, etc.

Es también importante señalar que las habilidades sociales se pueden desarrollar a lo largo de la vida, y que al considerarlas en un programa de atención para los adultos mayores, servirán para poder desarrollar estrategias de acompañamiento por parte de los cuidadores. Por ello, es importante, que en el desarrollo de habilidades se tome como punto de partida, cuáles son las que se tienen en ese momento, cómo se interactúa con las personas, cómo se interpretan las situaciones sociales y cómo se pueden acoplar a intereses personales.

Si esto se lleva al ámbito de las casas de retiro, asilos, centros de día, o cualquier otra institución que tiene a su cuidado a una población de adultos mayores, quienes con el paso de los años han tenido un desgaste físico, emocional, biológico, buscando el desarrollo o reaprendizaje de sus habilidades sociales, tal vez, se podría ver como algo difícil; sobre todo cuando se pone mayor énfasis en el problema que presenta la persona, debido al deterioro físico por el transcurso de la edad, sin embargo, se debería pensar más en un programa; así como su capacidad intelectual, física haciendo énfasis en el desarrollo de habilidades sociales.

Es por ello, que junto con el avance científico y la nueva distribución ocupacional se obliga a las disciplinas que tienen como objeto de estudio a los adultos mayores hacer un replanteamiento en sus programas en los cuales se debe realizar una adecuada distribución tanto en la formación, el trabajo y el tiempo libre, que posibiliten la recuperación de habilidades sociales por un lado, como el bagaje cultural, la experiencia y la sabiduría que representan las generaciones mayores, que si se deja, podrán decaer.

Capítulo 2
Las Casas de Atención de los Adultos Mayores en Colima.

Las casas de atención en Colima son instituciones de beneficencia privada y los servicios que ofrecen a los residentes son: la supervisión de la vida diaria, apoyándoles en actividades tales como vestido, baño, alimentación y toma de medicamentos. Dos de las instituciones motivo del estudio trabajan bajo la lógica de una organización de la sociedad civil; la cual se estructura a través de un patronato y una dirección operativa. El primero, es responsable de la gestión de recursos en la sociedad; y la segunda, se responsabiliza de la operación de la casa, la instrumentación de programas de atención a sus usuarios, así como de la contratación del personal para el cuidado de los adultos.

La infraestructura física de estos establecimientos es muy diferente. En la Casa Hogar[5], es un espacio que fue reconstruido para instalar adultos mayores, por ello no existen escaleras, el piso es antiderrapante, las puertas de acceso a las habitaciones y a los sanitarios son amplias para que puedan ingresar con sillas de ruedas, cuentan con una capilla, el área de comida es muy amplio, tienen una dieta hipocalórica e hiposódica para todos los albergados, hay personal que les cuida las 24 horas del día, existen rampas de acceso en los espacios con desniveles, iluminación adecuada, cuentan con un jardín muy arreglado, amplios corredores que asemejan a una casa tipo Colima antigua; no obstante a ello, en el ambiente se puede sentir mucha soledad; además no cuentan en las habitaciones y en los baños con barras de apoyo, en los pasillos no existen pasamanos,

---

[5] Casa Hogar se le denomina a una de las instituciones participantes para guardar en el anonimato la información proporcionada, a la otra se le conocerá con la expresión Residencia de adultos, a partir de este momento.

ni señalamientos, como lo marca tanto la norma técnica mexicana, como la internacional para este tipo de lugares.

La residencia de adultos, es una casa que ha sido acondicionada para que habiten este tipo de personas, por ello aun tienen en algunas áreas de la casa escaleras (tiene algunos desniveles), el tipo de piso no es el apropiado para transitar en silla de ruedas, el espacio físico es pequeño, por tanto no tienen muchas áreas para trabajo; los accesos a los dormitorios no son muy amplios, y no cuentan con suficiente personal, por lo que algunas realizan funciones polivalentes.

En ambas instituciones los cuidadores no son profesionistas en las áreas de gerontología, sino que han sido habilitados para que cumplan con la función de cuidados paliativos, no todos han sido capacitados en aspectos técnicos que se requieren para la atención de este grupo etario, supliéndose con la disposición, buen trato a las personas, y el ir adquiriendo habilidades a partir de las actividades que realizan.

El Centro de Día es una institución pública, que cuenta con un espacio físico para la atención de personas mayores de 60 años, que cumplen con ciertas condiciones, y que asisten ahí para realizar actividades tales como: clases de baile de salón, danza folklórica, música autóctona, grupo de guitarra, coro, corte y confección, tejido de gancho y aguja, manualidades, también realizan actividades deportivas como son: gimnasia, cachibol y caminatas, además se les brindan servicios médicos y atención psicológica, para ello cuentan con un médico, el cual atiende necesidades inmediatas y una psicóloga quien les da atención individual y grupal.

Con lo anterior, encontramos que aun cuando exista el interés por parte de las instituciones a transitar a un modelo de mayor acompañamiento y profesionalización para brindar mejores servicios a los residentes, incorporando elementos que establece la gerontagogía, es decir, en donde los adultos mayores puedan reaprender o desarrollar sus capacidades como persona, esto será posible en la medida en que existan las condiciones para implementarlo. Asimismo, encontramos que en las tres instituciones se promueve el desarrollo de las habilidades sociales en los adultos mayores;

en Casa Hogar se ha diseñado un programa con actividades encaminadas particularmente a ello y que surgió de acciones que el personal voluntario fue creando utilizando el sentido común; en la Residencia existe la buena voluntad y la disposición para ello, incluso también han partido de acciones haciendo uso del sentido común, con la participación de grupos de voluntarios y estudiantes de la Universidad de Colima. Por otro lado, en el Centro de Día, se encontró que aun cuando no cuentan con un programa específico para este fin, las acciones que proponen se enfocan a desarrollar diferentes habilidades que les permite a los adultos mayores que asisten sentirse física-psicológica y socialmente bien.

Con todo ello, encontramos pertinente el realizar una propuesta de atención para los adultos mayores que se encuentran institucionalizados, partiendo en principio de un reconocimiento de las necesidades sentidas y observadas en las instituciones que tienen a su cuidado a adultos mayores en estado de abandono, buscando con ello proponer que su estancia en esas instituciones puede contribuir a que tengan una mejor calidad de vida. A su vez, en este estudio se buscó sugerir actividades a través de este modelo enfocado en los adultos mayores, que les conduzcan a una mejor calidad de vida y mayor independencia; por otro lado, también se propuso dar cuenta de la importancia de promover la profesionalización de los cuidadores y de todos los actores que participan en esta encomienda. Finalmente, con la propuesta de un modelo de atención social para los adultos mayores se pretendió que éstos incorporen aprendizajes a partir de las actividades que realizan todos los días.

Capítulo 3
Modelos de atención para adultos mayores desde Trabajo Social.

Haciendo un recuento de las investigaciones que se han realizado en la Facultad de Trabajo Social de la Universidad de Colima, con respecto a metodologías para la atención de adultos mayores se encontró que en las instituciones de apoyo para los adultos mayores, como son los centros de día, asilos de ancianos, casas de retiro, no existen modelos de atención específicos para este grupo de personas, lo cual nos llevó a replantear que para el desarrollo de habilidades sociales o el reaprendizaje de éstas es menester que en las instituciones para este grupo etario existan metodologías que les permita

> *no solo aceptar cierto número de personas en relación a que los espacios físicos sean suficientes, sino que se tomen en cuenta otros factores, como los relacionados con la parte emocional (Preciado Jiménez, Covarrubias Ortiz, & Arias Soto, 2009, pág. 91)*

Además, las personas que atienden a los gerontes no siempre son profesionales, lo cual conlleva a dos graves problemas: a), personas con pocas competencias profesionales para la atención de este grupo etario y b), proyectos o programas que deben justificar su presencia, por cuestiones de política social, sin embargo, no se observa que respondan a la demanda por la cual fueron creados.

Haciendo una revisión sobre los modelos de actuación con adultos mayores desde Trabajo Social, encontramos varios de ellos desde la perspectiva de la familia, de los cuidadores o bien del propio viejo. España, Argentina y Chile, son de los hispanoparlante en los cuales se han discutido más puntualmente sobre este tema; en los de habla inglesa encontramos información de Canadá y Estados Unidos.

En los modelos de actuación profesional revisados, se observa que se han construido desde la base del sentido común hasta los que contienen una base metodológica fundamentada. A continuación describiremos tres de los modelos de intervención social que consideramos más comunes, los cuales se les ha denominado como: Modelo tecnocrático, Modelo asistencial y Modelo participativo, que incluso Maños (1998) los describe como complementarios en algunos momentos.

El primero de ellos, el tecnocrático, Maños (1998) señala que parte de un abordaje terapéutico que realizan diversos profesionales. Se centra en la secuencia de trabajo definida por la observación de indicadores de problemas a partir de instrumentos de valoración; por la elaboración de diagnósticos y por la definición de tratamientos. Este modelo es semejante al propuesto por Beaver & Miller (1998) que toma como sustento el modelo de salud pública, en donde se observan los niveles primario, secundario y terciario, en el cual consideran que a partir de un Trabajo Social individual, y de una práctica clínica, los casos se deben a abordar a partir de incorporarlos en ambientes sociales, incluyendo los sistemas de apoyo informales de los propios adultos mayores, con lo cual se podrán afrontar situaciones físicas, psicológicas y sociales relacionadas con el envejecimiento.

El segundo modelo se describe como el trabajo que se realiza generalmente en instituciones, visto también desde la óptica de la salud pública, se centra en la prestación de servicios de tipo asistencial, en donde uno de sus objetivos es paliar las dificultades cotidianas, y donde los profesionistas, cuidadores y otras personas de apoyo, se enfocan más en aspectos de gestión de recursos limitados para la atención de problemáticas básicas, al centro de este modelo se encuentra el problema a atender, en donde cada uno de las profesiones e instituciones participantes generalizan las situaciones y asignan recursos específicos para aminorar el problema que enfrenta las personas mayores, los resultados de estas intervenciones en ocasiones sirven para buscar la validación social y que sean catalogados como apoyos políticamente certeros.

El modelo participativo de acuerdo con Maños (1998) se basa en la generación de oportunidades para la toma de decisiones, en procesos educativos y de desarrollo de capacidades personales, así como en la facilitación de recursos para que las personas reciban la intervención profesional, en este modelo se demanda que el profesional sea un mediador, es decir, que sea una

> *Correa de transmisión entre los recursos existentes y el uso razonable de los mismos por parte de las personas que los utilizan. La participación debe facilitar dónde elegir y dar el protagonismo a la persona que no solo es receptora de atención sino que es a su vez actor. Este ámbito es el más cercano a la Gerontagogía (Maños, 1998, pág. 350).*

Sobre la base de la teoría revisada, se identifica que las instituciones participantes de esta investigación utilizan con mayor frecuencia los modelos tecnocrático y asistencial, aunque con algunas modificaciones relacionadas principalmente con la misión de la institución. En las tres instituciones se parte de diagnósticos e indicadores de problemas que permiten definir los programas de atención que se ofrecen, sin embargo, la prestación del servicio es de tipo asistencial, y generalmente quienes ejecutan las actividades no son siempre profesionales y sus recursos son limitados. Las actividades que realizan con mayor frecuencia buscan entretener a las personas, sin embargo, no existe un programa que promueve el desarrollo de ejercicios que busquen la mejora de la fuerza muscular y aminorar las reducciones físicas relacionadas con la vejez, de igual manera no tienen un programa de actividades que promuevan la responsabilidad y el disfrute, el trabajo en equipo, o desarrollar actividades flexibles y que los propios ancianos puedan seleccionar de acuerdo a sus gustos o afinidades. Las acciones que se realizan pero no de forma sistemática en estas instituciones estimulan a las personas a caminar, bailar, pintar, entre otras, pero solo lo realizan aquellas que se encuentran físicamente bien; lo cual muchas veces lleva a generalizar que los adultos mayores institucionalizados no realizan actividades físicas. Sin embargo, también se observó que cuando se les cuestionó si contaban con un programa definido para promover el desarrollo de habilidades sociales, la respuesta fue negativa, empero con las observaciones in situ, se encontró que por ejemplo, en los lugares donde tienen estancias de medio día, los adultos mayores realizan actividades que les permite reforzar algunas de las habilidades innatas, sólo que con el paso de los años algunas de éstas resultan imposible mantenerlas por el desgaste físico que se presenta de acuerdo al tipo de enfermedad, lo cual se relaciona con lo señalado por Krassoievitch (2005) "en general, durante la vejez, parece existir, más que una disminución general de las actividades, un proceso de sustitución, sea por que las circunstancias externas así lo demandan, o porque el individuo hace esta elección" (2005, págs. 30, 32). Por ello, es que en las instituciones buscan mantener activos a los adultos mayores sanos, sin embargo, una manera de contribuir al fortalecimiento de sus habilidades sociales sería buscando acciones que generen en las personas a permanecer más en grupo, y fortalecer el sentido de pertenencia y con ello se evitaría la falta de interés de los adultos mayores en la participación de actividades sociales que se desarrollan.

Por ejemplo, en un centro de convivencia, se observó que cada año realizan un plan operativo de trabajo, el cual tiene como objetivo, elevar la autoestima y la importancia que tienen las personas de la tercera edad dentro de la sociedad, de esta manera se promueven actividades que les permita sentirse como personas útiles para ellos mismos y para su familia. Este programa se realiza con la finalidad de que los adultos mayores tengan una mejor integración a la sociedad y convivan con personas de su edad y realicen tareas que los mantengan activos. Sin embargo, a diferencia de las residencias que tienen adultos mayores de manera permanente, los que participan en este centro de día son personas independientes, que cumplen los requisitos que se han establecido como son: tener 60 años de edad o más, valerse por sí mismos, presenten la credencial del INSEN y buen juicio en su forma de actuar; si cubren dichos requisitos pueden formar parte del centro de día. Esta situación no se observa en los asilos, ya que generalmente las personas que se encuentran en esos lugares están en situación de abandono, sin sustento económico y familiar, así como con enfermedades crónico-degenerativas y/o algún tipo de demencias.

Al final, se observa que el modelo imperante en las instituciones al cuidado de los adultos mayores es el asistencial, pues solo se enfocan como se mencionó anteriormente a paliar un problema que cada día crece, y lo hace con la asignación de recursos específicos y muchas veces escasos. Dado que los usuarios de estas instituciones de atención para ancianos son muy diversos, y la aceptación para la realización de los programas establecidos estará determinada en gran medida por la condición física de la persona, el interés en realizarlas, así como los recursos con que se cuente para satisfacer sus necesidades. Es decir, el comportamiento del adulto mayor dependerá en gran medida de las condiciones educativas, sociales y económicas de las que puede prescindir, si la condición social, familiar y económica no son favorables el adulto mayor cae en un aislamiento que lo lleva a la depresión, estrés, incluso a la invalidez de su cuerpo.

Aunado a ello, también debemos de considerar los tipos de usuarios que atienden las instituciones, pues es muy distinta la situación de los adultos mayores que acuden a los centros de día o bien los programas de estancia de medio día, a aquellos que se encuentran institucionalizados, pues como ya se mencionó anteriormente generalmente para ser aceptados en estos lugares deben cumplir con ciertos requisitos; sin embargo, entre los que se encuentran residiendo de manera permanente encontramos grupos distintos, como los que fueron llevados a esos lugares con su consentimiento y que aun cuentan con el apoyo de sus familiares, y los que fueron dejados en esas instituciones abandonados y sin soporte económico, ni familiar.

En conclusión, se puede decir que en los asilos participantes identificamos el modelo asistencial, aun con algunas modificaciones, encontramos que en el tiempo que se estuvo realizando la investigación se fueron incluyendo algunos cambios, básicamente en la prestación de los servicios, particularmente en la contratación de personal profesional para la atención de los usuarios.

Capítulo 4
Los pasos metodológicos

En primera instancia se desarrolló la investigación a partir de un enfoque cualitativo, analizando inicialmente los modelos de actuación desde Trabajo Social, así como los que eran utilizados en las instituciones que fueron objeto de investigación.

La teoría en que se sustentó la investigación fue la sistémica, coincidiendo que las personas dependen de los subsistemas de su entorno social inmediato como lo puede ser la familia, amigos, grupos comunitarios, hospitales y escuelas. Por tanto, los adultos mayores que se encuentran en una casa de atención, conforman un sistema, el cual les brinda elementos para que tengan una relación satisfactoria con la sociedad y con su familia (en los casos en que exista). De igual manera se hizo uso de la teoría de la actividad, que sostienen que mientras más activa socialmente sea una persona, su vida será más placentera, por ello, para el desarrollo del Modelo de Atención Social, una parte importante se relaciona con propiciar acciones que permitan a las personas se mantengan activas, e incluso que desarrollen nuevas habilidades sociales, para que puedan encontrar nuevas dimensiones de su sentido social de ser, es decir, nuevas actividades sociales o nuevos papeles a ejecutar, la persona puede llevar satisfactoriamente esta etapa de su vida. Por tanto, cuando en un modelo de atención está enfocado en los adultos mayores, éstos podrán gozar de una calidad de vida más favorable, puesto que se pondrá énfasis en acciones que promuevan el redescubrimiento de sus habilidades sociales o bien desarrollan estrategias que les permita mantener las que adquirieron a lo largo de su vida, partiendo del supuesto de que la actividad en el modelo propuesto logrará que las personas que se encuentren en las casas de atención continúen manteniendo el interés vivir, así como el de realizar actividades que anteriormente no pudieron por situaciones de su propia historia de vida. Con lo cual le damos sustento al modelo, al destacar la importancia que tienen las interacciones sociales de las personas con sus subsistemas, o también conocido como sistema de apoyo social, que hace referencia a la relación que envuelve el dar y recibir ayuda, la cual es considerada en nuestra propuesta.

En las casas de atención se propone que la actuación profesional tenga como punto de partida el apoyo social, el cual describe las características y factores personales a partir en que las personas desarrollaron y mantuvieron relaciones sociales y redes de apoyo, diversos factores sociales y estructurales también partieron a ser importantes determinantes en la calidad de vida del adulto mayor. Por tanto, de acuerdo con Ramírez (1991, citados por Castañeda & Luís Juan, 2009, pags. 15-17) el apoyo social se define como el conjunto de bienes, de servicios y de interrelaciones, existente o factible en una sociedad, en la cual se fomentó el desarrollo de los procesos vitales y la satisfacción de las necesidades fundamentales de sus habitantes, en un momento histórico determinado, lo que orientará hacia la calidad de vida. Por otro lado, García Fuster (1997), menciona tres funciones fundamentales del apoyo social: el apoyo emocional, el apoyo instrumental (apoyo material o tangible o ayuda práctica) y el apoyo informacional (que incluye además el consejo, orientación o guía); acciones que tendrá que instrumentar el trabajador social en las estrategias para desarrollar el modelo de atención para el cuidado de los adultos mayores propuesto.

La unidad de investigación fueron los adultos mayores que viven en las Casas Hogar seleccionadas y un Centro de Convivencia, así como a los cuidadores, directivos y participantes de los cursos de capacitación que se ofrecieron a público en general.

El método utilizado fue el fenomenológico, el cual se sustenta en el permanente contacto con los sujetos de estudio, observando la aplicación de las estrategias que se han diseñado del modelo, y participando en las actividades en donde se desarrollan las habilidades sociales de los adultos mayores, en las que se identifican reales y las potencialidades que tiene este grupo etario. En lo que respecta a la muestra, ésta fue por conveniencia, ya que se entrevistaron a todos los casos disponibles, divididos en adultos mayores, cuidadores, directivos, y personal administrativo de las instituciones participantes. Además esta investigación se hizo a lo largo de tres años, iniciando con una fase documental, de la que se obtuvo un informe de los modelos de intervención de Trabajo Social en Adultos Mayores, destacándose la importancia de un modelo de atención a la vejez para el desarrollo de habilidades sociales, en donde la recreación es parte fundamental para ello (Granados Uvalde, Castro Martínez, Silva Sánchez, & Preciado Jiménez, 2007); posteriormente se revisaron propuestas que se relacionan con el desarrollo de habilidades sociales en los adultos mayores, con lo cual se generaron una tesis de licenciatura, y un informe; la primera referente al desarrollo de habilidades sociales en los centros de convivencia de Colima (Gálvez Carrizales, 2007), y el segundo, el papel del Trabajo Social Gerontológico en dos centros de día el Nuevo Amanecer, Villa de Álvarez y en Suchitlán, Comala; en donde se encontró que no siguen un modelo de atención en particular, sin embargo, coinciden con el trabajo citado de Granados, et al. (2007) al señalar a la actividad recreativa, como la interacción social que promueve la calidad de vida del adulto mayor, haciéndole sentir útil, productivo e incluso estimula nuevos intereses, estilos de vida, y motivaciones para los ancianos.

En la segunda fase, se realizaron proyectos de investigación particulares por estudiantes de la licenciatura, buscando analizar aspectos tales como la percepción del adulto mayor y la calidad de vida, la percepción de los cuidadores, la calidad en el servicio que ofrecen, y los miedos que tienen los adultos mayores al ser ubicados en casas de atención; así como el desarrollo de otras investigaciones en escenarios distintos en comunidades rurales, para en un futuro poder realizar estudios comparativos con la temática de los adultos mayores. Estos trabajos contribuyeron en la aplicación de entrevistas descriptivas y en profundidad a los adultos mayores institucionalizados, cuidadores y directivos, con la finalidad de conocer su percepción con respecto al lugar en donde viven; se lograron construir algunas historias de vida de los adultos mayores de la Casa Hogar y de la Residencia de Adultos, que nos permitieron obtener información de primera mano sobre las necesidades y poder promover el reaprendizaje o desarrollo de sus habilidades sociales. Se instrumentó también un grupo de enfoque, el cual se realizó a partir de cinco cursos de capacitación que se diseñaron y fueron ofrecidos en la Universidad de Colima; en cada uno se revisaron los temas referentes a la conceptualización de adultos mayores y el Método Montessori, diseño de estrategias de trabajo a partir de un material seleccionado con anticipación, además se contó con la participación de adultos mayores con lo cual evaluamos las estrategias diseñadas, y sobre todo se observó que las personas se sintieran cómodas trabajando, se divirtieran e identificaran cuáles eran las habilidades sociales que desarrollaban. Durante la evaluación de las estrategias se encontró que algunas debían rediseñarse pues no cumplieron los objetivos establecidos; también se observaron las actitudes y las resistencias que tuvieron tanto los participantes a los cursos como los propios adultos mayores. Estas observaciones a lo largo de diferentes periodos (esto se realizó en 2007, 2008 y 2009) nos permitieron identificar elementos tales como: sujetos a quienes se entrevistaría de cada una de las instituciones (cuidadores, directivos, adultos mayores); generación de las guías de entrevista (puntos a desarrollar durante las diferentes etapas de las entrevistas); elaboración de los cursos-talleres; entre otros elementos importantes para el proyecto.

En los grupos de enfoque participó el personal de las instituciones que están al cuidado de adultos mayores institucionalizados, trabajadores sociales, estudiantes de la licenciatura en Trabajo Social y profesores universitarios interesados en el tema, así como también personas que dentro de su familia tienen un adulto mayor.

De igual manera en esta fase, se hizo la inmersión inicial en las instituciones participantes, realizando recorridos por las instalaciones, en donde se explicó el funcionamiento así como del personal; a su vez, se llevaron a cabo observaciones in situ, para conocer cómo era la forma de convivencia de los ancianos, sus características físicas y sociales; la observación también estuvo dirigida al personal que labora, particularmente a los que hicieron funciones de cuidadores, pues son las personas que se encuentra directamente vinculados con los adultos mayores, así como a los facilitadores de eventos; se observó la manera en que interactúan con las personas mayores, las actividades que realizaban, como las organizaban hasta la forma en que les explican a los ancianos.

Finalmente en la tercera fase, se realizó el análisis de la información recopilada tanto en el trabajo de gabinete como en el de campo, con lo cual pudimos hacer una propuesta del Modelo de Atención para los adultos mayores con base en el método Montessori. El análisis de los resultados se hizo a partir de la selección de observaciones y entrevistas aplicadas en las instituciones, así como de los diarios de campo de las personas que participaron en cada uno de los centros, también se fueron haciendo las triangulaciones e identificando las categorías de análisis, considerando elementos que nos arrojaron las teorías de la desvinculación, de la actividad, del medio social, así como del método Montessori en adultos mayores.

El objetivo general fue analizar los diferentes modelos de intervención existentes en Trabajo Social identificando el más adecuado para la construcción de una propuesta de atención dirigida a la población de adultos mayores institucionalizados. Los objetivos específicos fueron tres: a) Conocer la concepción sobre adultos mayores y las disciplinas que apoyan su comprensión como tal; b) Investigar los fundamentos teóricos relacionados con adultos mayores, así como también modelos de atención social; c) Crear una propuesta de trabajo con adultos mayores integrando modelos de actuación.

Contextualizando el trabajo sobre los adultos mayores en la Universidad de Colima, es pertinente señalar que se han realizado dos estudios de corte cualitativo que se orientaron en conocer la calidad de vida de los adultos mayores institucionalizados; uno de ellos se enfocó en identificar cuáles fueron las habilidades sociales que desarrollan los adultos mayores en los centros de día, y el segundo analizó como a partir de los recursos educacionales que se desarrollaron ex profeso para este grupo etario, se promueve el desarrollo de habilidades sociales en esta etapa de la vida. Producto de estas investigaciones así como de un proceso de capacitación en la Universidad de McMaster, se implementó un programa de capacitación para cuidadores y personas interesadas en la aplicación del Método Montessori por aproximadamente dos años, el cual sirvió como marco referencial de este trabajo de investigación. A nivel internacional, en Canadá y Estados Unidos se han realizado proyectos de investigación con esta temática como se explicará más adelante. Así mismo, en Chile, en la Universidad del Maullé se están desarrollando modelos de atención para los adultos mayores, como lo ha descrito Piña Morán (2004) en su libro de Gerontología social aplicada, estrategias del Trabajo Social.

Los resultados de la investigación se ofrecen a partir de las respuestas a los objetivos específicos y finalmente en las conclusiones se aborda la manera en que aterrizamos el objetivo general.

Capítulo 5
El Modelo de atención

En este apartado describimos los antecedentes del modelo de atención, la propuesta realizada y como se fue probando en la casa hogar, los materiales que se fueron desarrollando, y finalmente la puesta en marcha. Todo ello se relaciona con los elementos del Método Montessori que se fueron incorporando, pues reconocemos que muchos de ellos tienen una relación directa con la vida misma. Esto es debido a que, de acuerdo con Standing (2004), este método "tiene la vitalidad de una cosa viva" (2004:7-8), y si esto se observa desde la perspectiva de los adultos mayores, entonces se hace referencia precisamente a las estrategias que deberán estar pensadas en que las realizan personas vivas, que siente y tienen necesidades básicas y específicas de acuerdo a sus condiciones y a su edad. Por ello, en este modelo es importante considerar "las características generales de la vida, comunes a todos los organismos, y que durará tanto como dure la vida misma" (Standing, 2004 pág. 9).

Antecedentes del modelo de atención

La Universidad de McMaster en el Departamento de Gerontología, en Hamilton, Ontario Canadá y en los Estados Unidos de Norteamérica se encuentran el *Myers Research Institute y el Menorah Park Center for Senior Living*, se han trabajado por varios años en Modelos de Atención a los adultos mayores con demencia, en los cuales se han incorporado los principios del Método Montessori, incluso en el *Myers Research Institute*, encabezados por el Dr. Cameron Camp, se ha realizado un programa para la formación de cuidadores denominado "Programa para la Atención de la Demencia basado en Montessori (su nombre en inglés *Montessori-Based Dementia Programming^{TM}, Camp, Montessori-Based Activities for Persons with Dementia,* 1999).

En el año de 2007, en la Universidad de Colima se inician cursos de capacitación para cuidadores con la finalidad de que los participantes sean capaces de diseñar estrategias basadas en el Método Montessori para el cuidado de adultos mayores, las cuales deberán ser probadas a partir de juego de roles, e incluso con la participación de adultos mayores. El curso se diseña a partir de la experiencia obtenida de los seminarios de verano en la Universidad de *McMaster*, en el programa de gerontología social, en donde se participa con el Dr. Cameron Camp, del Instituto de Investigaciones *Myers*, quien tiene a su cargo un programa multidisciplinario de investigación y capacitación para ayudar a los más frágiles, los adultos mayores y personas con discapacidades, para que sean tratados con respeto, dignidad y cuidado. Los participantes que han atendido sus seminarios de entrenamiento son elegibles a recibir un certificado, en donde se estipula que han recibido un entrenamiento bajo un programa de intervención y técnicas para su implementación, así mismo ofrecen otro seminario para que puedan convertirse en capacitadores, (Camp 2005, Camp 2006).

Bajo esta experiencia es que se elabora un programa de cuatro días en la Universidad de Colima, en donde se ofrece descubrir como las personas que están al cuidado o bien realizan investigación sobre los adultos mayores, se sensibilizan sobre la importancia de desarrollar estrategias bajo los principios de María Montessori que son: ayudar al desarrollo natural del Ser Humano, estimular a la persona a tener seguridad y respeto, favorecer a la responsabilidad y el desarrollo de la autodisciplina, libertad para desarrollar el propio control, desarrollar la capacidad de participación para que sea aceptado, guiar en la formación espiritual e intelectual y reconocer que se construye a sí mismo.

Es decir, al reconocer que los adultos mayores son seres humanos, personas únicas y plenamente capacitadas para actuar con libertad, inteligencia y dignidad, vamos a poder convivir y brindar atención con calidad y calidez.

Se han realizado ocho eventos de capacitación desde entonces, en los cuales han participado estudiantes de las licenciaturas en Trabajo

Social y Psicología, profesoras universitarias (dos de Trabajo Social y una de Enfermería), personas que trabajan con adultos mayores de asociaciones tales como: Caritas, Albergue el Refugio, Voluntarias Vicentinas de Colima, Casa Hogar la Armonía, Grupo Gotitas de Amor del Ayuntamiento de Colima, entre otras.

El programa de capacitación se inició con la sensibilización y el desarrollo de estrategias que permitieran a los adultos mayores aprender o reaprender sus habilidades sociales. Las actividades desarrolladas en los talleres se dirigieron primero a aprender a identificar las necesidades del adulto mayor para después hacer una demostración entre los propios participantes, quienes utilizaron la técnica de juego de roles para verificar que se comprendían las instrucciones y se podrían desarrollar las acciones con los materiales seleccionados.

En la segunda parte del taller, estas acciones se utilizaban con adultos mayores que participan en los trabajos, en las cuales se hicieron las modificaciones pertinentes para lograr el objetivo.

En la planeación de las estrategias fue importante que todos los participantes en primer lugar, revisaran los temas tales como: que son los adultos mayores, importancia sobre el cuidado de adultos mayores, principios del Método Montessori aplicado a este grupo etario; planeación y diseño de actividades, con materiales seleccionados ex profeso.

Los materiales que se han utilizado en principio son los recomendados por el Instituto Myers, sin embargo, estos han ido cambiando de acuerdo a las experiencias y observaciones que se ha tenido de las personas que han participado en los eventos de capacitación. Con estos grupos se ha logrado compilar una serie de estrategias y actividades para el desarrollo de habilidades sociales mostrando la creatividad de las personas que están al cuidado de los adultos mayores.

Aquí los participantes en primera instancia reconocían todos los utensilios que se les entregaban y a partir de ahí iban diseñando alguna de las estrategias que utilizarían con la persona que se les había asignado. Para lo cual se tenía información previa de sus condiciones físicas, motrices, etc., que apoyaban en la planeación de acciones.

Una vez, que tenían los "cuidadores" la actividad planeada y demostrada, entonces se invitaba a la persona mayor para que hiciera la actividad, para entonces observar cada movimiento, pregunta, comentario que hacia la persona mayor, e identificar si era necesario modificar la actividad, o bien, como en algunos casos sucedía, la persona invitada a realizar una acción le encontraba un sentido distinto al material y desarrollaba su propia tarea, lo cual de acuerdo al Método Montessori también es importante, porque aquí se puede observar las habilidades que aun conservan y se manifiestan en el momento de realizar una asignación con el material que tienen en sus manos.

Por ello, en el proceso de capacitación fue muy importante también el socializar las experiencias de los cuidadores, e incluir en la formación dos elementos importantes al estar trabajando con adultos mayores, la cultura y el lenguaje, ya que esto puede dar información de la propia persona, incluso saber porque no quiere hacer aquellas actividades que se le presentan: por ejemplo si el adulto mayor vivió bajo mucha carestía, y el pensar que va a meter sus manos al arroz que se encuentra revuelto con frijoles y percibe que solo es para jugar, podría ser hasta un insulto; o bien el invitar a un adulto mayor a limpiar el frijol para la comida, cuando ésta podría pensar que ella no debería estar realizándolo pues existen otras personas que deben hacerlo, entre otros muchos aspectos que se encontraron, es importante considerarlo, ya que en lugar de desarrollar un ambiente confortable y ameno al contrario se puede motivar a que las personas no participen en las actividades que se tienen planeadas para ellas.

Otro elemento más sobre los materiales y actividades que se proponen es que éstos deben ser apropiados para las personas, por lo tanto se debe considerar el tipo de persona, y sobre todo la seguridad, aspectos que también Montessori recalca en su método, además no deben ser acciones alejadas de la realidad de las personas con las que se está trabajando. Un aspecto primordial al trabajar con los adultos mayores es conocer cuáles son las preconcepciones que se tiene con respecto a ellos, ya que si quien está al cuidado del adulto mayor lo ve como un problema, toda la tensión que representa estar con ellos se reflejará y será una relación difícil, sin embargo, cuando se ha reflexionado y considerado que es algo que se desea realizar, que se puede proporcionar atención con calidez, contacto social, involucramiento, y el reconocimiento de que es una persona, entonces con quien se estará conviviendo será con una persona feliz.

El modelo propuesto
"Modelo de Atención para el cuidado de adultos"

En este modelo las personas son el eje central del sistema, y además debemos considerar los cambios que han ido presentándose a lo largo de su vida, pues tiene una relación estrecha con el modo de vida. Otro referente necesario a considerar en el núcleo del sistema es la teoría de la actividad, pues señala que cuando en algunas situaciones se involucra a grupos de personas, es necesario el diseño de estrategias de la gerontología educativa, que permita a los adultos mayores a aprender o reaprender habilidades sociales.

La Teoría de la Actividad, nació con un enfoque filosófico para analizar diferentes formas de la práctica humanos como procesos de desarrollo, con niveles interrelacionados tanto individuales como sociales. Por otro lado, al reconocer que esta teoría sustenta en parte el modelo que se propone, es a partir de que promover el desarrollo de habilidades sociales en los adultos mayores, generará en éstos una relación armónica y positiva a su entorno así como al nivel de satisfacción de la vejez, pues destaca que a partir de la actividad que se planea se logra tener un buen funcionamiento general de la persona, ya que además las tareas que realizarán deberán estar acordes a su edad, condiciones físicas, psíquicas y emocionales.

El Modelo para el cuidado de los adultos mayores, se sustenta en los conceptos del humanismo integral, el cual fue tomado del pensamiento cristiano, del cual tomamos la importancia de centrarnos en el adulto mayor como persona, respetándolo y reconociendo sus derechos, y buscando que en la interacción con ellos se promueva el aspecto espiritual. Por ello, señalamos que el modelo promueve que cada una de las personas participantes serán capaces de desarrollar de manera integral acciones que les permitirán responder a las necesidades sociales de una forma libre, responsable, así, como el desarrollo de capacidades de participación en grupo en actividades de tipo espiritual e intelectual.

Además se incorporaron elementos del método Montessori, aunque reconocemos que existen diferencias entre las formas de comprender lo que es el trabajo entre niños y adultos; los primeros "no tienen una conciencia clara de que hay que lograr un fin externo. La finalidad real de la actividad de un niño es algo más profundo, más vital, oculto; algo que brota de las profundidades inconscientes de la personalidad del niño" (Standing, 2004, pág. 13). En cambio para los segundos, "el trabajo tiene una finalidad externa, producir algo fuera de él mismo, ya sea construir un puente, cultivar un campo o formular un código de leyes. Tiende a edificar, a transformar su medio (ibidem). Lo que lleva a señalar que existen grandes diferencias entre los niños y los adultos, sin embargo estas diferencias de acuerdo a Montessori tienen relación con el desarrollo cambiante, que va distinguiendo a un niño de un adulto; pues el primero se encuentra en un estado de devenir y el segundo ya ha dejado de crecer (Standing, 2004).

Sin embargo, este Modelo de Atención para el trabajo con adultos mayores centra su atención en tres aspectos importantes que la propia Gerontagogía[6] destaca: las habilidades sociales o mentales, la actividad social productiva y los procesos cognitivos, en donde:

---

[6] Gerontagogía es una nueva disciplina que se ocupa de la formación de las personas mayores. Esta disciplina se ocupa de desarrollar nuevos modelos de formación de adultos, que recojan, no sólo las capacidades actuales del aprendizaje y desarrollo de las personas mayores, sino también, la creciente demanda de formación de población mayor (Fernandez Portero, 1999).

- La edad no se vincula necesariamente con la pérdida gradual de habilidades sociales o mentales. Entonces aquí se derrumbaría un dicho de que un viejo no aprende cosas nuevas, por el contrario cuando "la educación entra en juego se ponen en marcha nuevas destrezas, nuevos horizontes" (Escarbajal, 1995, y otros citado por Saéz Carreras, 1997, pág. 306).
- La edad no se relaciona con actividad social productiva, por el contrario se ha observado que las personas que participan en programas educacionales logran aprender nuevas actividades.
- Y finalmente, los procesos cognitivos, se pueden observar diferencias entre los adultos mayores, en la manera en que esto se utiliza, pues se ha encontrado que aun después de los 50 años las personas tienen grandes posibilidades de aprender algo nuevo, lo cual fundamenta lo expuesto en este modelo que proponemos.

De igual manera, en la propuesta del Modelo se toma en cuenta las condiciones fisiológicas de los adultos mayores, para el desarrollo de sus habilidades sociales y el mejoramiento de su calidad de vida, para lo cual reconocemos que al igual que Montessori es importante el significado de la repetición y la no intervención con las personas. Es por ello que en la implementación del modelo a través de los ejercicios que realizan las personas mayores, habrán ido redescubriendo la importancia de la repetición relacionada con la sensibilidad, y la movilización de los músculos que en muchas ocasiones se encuentran atrofiados. También se favorece que se busque distintos caminos para llegar a los mismos resultados, de esta manera se preparan actividades, como se observó en el apartado de los materiales desarrollados, promueve la coordinación, la discriminación, el manejo de los sentidos, así como también tareas de socialización. Con respecto a la no intervención directa de los cuidadores, se debe propiciar que el adulto mayor haga su trabajo por sí mismo y no propiciar a que dependan de sus cuidadores, lo que lleva a recordar un principio *"toda ayuda inútil que damos retiene su desarrollo"*, lo cual significa que el cuidador debe evitar con vigilancia constante, cualquier interferencia innecesaria en el trabajo a realizar; lo que si debe hacer el cuidador (terapeuta) es preparar el ambiente, brindar instrucciones adecuadas, utilizando el juego de roles, la demostración clara, considerando el tipo de personas con las que se trabaja, para que entonces se estimule al adulto mayor a tener una auto actividad creadora; además se debe prestar la ayuda de manera directa, en el momento oportuno, y eliminar dificultades insuperables.

La propuesta del modelo para el trabajo con adultos mayores se puede vislumbrar en una gráfica radial en donde interactúan profesionales desde varias perspectivas trabajando desde procesos educativos y de toma de decisiones con respecto al usuario; de igual manera los cuidadores de los adultos mayores que pueden ser familiares o personas que se dedican al acompañamiento personal de ancianos.

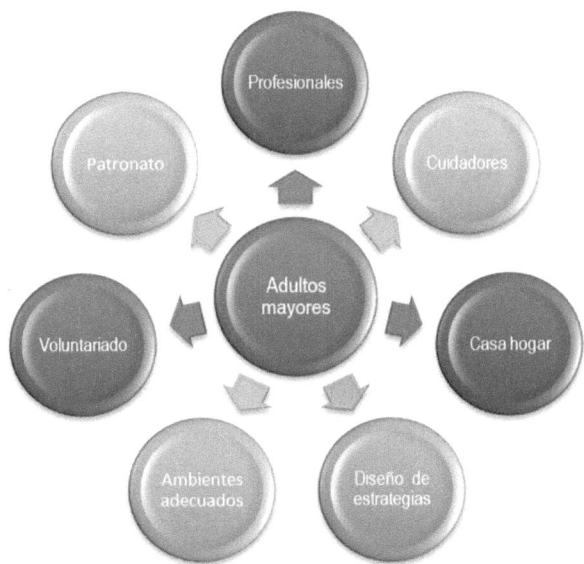

Fuente: elaboración propia.

Otro factor importante en este trabajo es el que realizan las redes sociales, las cuales entendemos "que son una práctica simbólica-cultural que incluye el conjunto de relaciones interpersonales que integran a una persona con su entorno social y le permite mantener o mejorar su bienestar material, físico y emocional y evitar así el deterioro real o imaginado" (Guzmán, Huenchuan, Sandra, & Montes de Oca, 2003).

Por tanto, el modelo propuesto para la atención del adulto mayor, contiene las funciones de apoyo social que se producen en las instituciones de cuidados de este grupo de personas; se recomienda que los ambientes ambientes sociales se incluyan dentro del modelo como parte articuladora dado que éste puede beneficiar o afectar.

Por ello, es que en la propuesta que se hizo en la Casa Hogar, se observó cómo se mejoró el contexto físico y social, y fueron normalizando el ambiente de acuerdo a las condiciones y necesidades de los adultos mayores que ahí viven; por otra parte, se reunieron los recursos educacionales y sociales diseñados a partir de las condiciones de los adultos en los talleres que se realizaron y se fueron organizando de tal manera que se buscó promover un aprendizaje secuencial, partiendo de técnicas demostrativas y los tiempos de cada unos de los adultos mayores; finalmente se anota en el radial la sistematización de los procesos y los resultados que nos llevarán a la mejora continua del modelo, pues nos proveerá de evidencias para ir enriqueciendo la propuesta.

Materiales desarrollados bajo el Modelo de Atención para el cuidado de adultos mayores.

Hasta ahora se ha mencionado la importancia de trabajar con el material adecuado. Ahora vamos a compartir las características que deben tener esos materiales. En primer lugar, deben ser de colores llamativos y de diferentes texturas. Un aspecto muy significativo es que los materiales debe ser parte de la vida real, es decir, que tengan un significado para las personas; por ejemplo si durante su adultez media fueron trabajadores del campo, pues entonces conocen las semillas, los instrumentos que utiliza, los tipos de tierra, la manera en que se debe sembrar, etc., sin embargo, también se debe cuidar que el material utilizado en las actividades no sean peligrosos (por ejemplo filosos, pesados o piezas muy pequeñas) ya que podríamos ocasionar una situación delicada. En este mismo sentido, éstos deben ser atractivos y que se identifiquen fácilmente, pues se debe recordar que las personas mayores pueden sufrir problemas de memoria, y con estos materiales se busca precisamente motivarlos a que recuerden elementos de su pasado, pues es bien cierto que su memoria a largo plazo es la última en perderse. Otro de los aspectos a cuidar y poner atención es que los objetos utilizados nos les provoque ansiedad y angustia, debido a que pueden suscitarse ocasionar situaciones difíciles de manejar y muchas veces lo último que se piensa es que sean los utensilios que están manejando los que suscitan ese escenario de estrés; de ahí la trascendencia de conocer a las personas con las cuales se interactúa. Algo imprescindible en los artículos seleccionados, es que éstos se utilicen en un ambiente agradable, que les provoque realizar actividades con ellos, y no sean forzados, un ejemplo de ello es una persona que le gusta pintar, sin embargo, comenzó a dejar de hacerlo, y se le preguntó si no le gustaban los colores que utilizaba, el papel, en fin no se encontraba la razón por la cual había dejado de hacerlo, y cuando se le preguntó directamente dijo "esta parte de la mesa en que me ponen no me gusta, no puedo ver hacia el patio y pues ni modo que dibuje la pared, ahí no tiene nada", y hasta entonces la cuidadora se percató que esta persona siempre ocupaba una de las orillas de la mesa en donde tenía una mirada completa del jardín y del pozo de agua, así como del pasillo de la entrada, y efectivamente, tenía varios días que lo colocaba de espaldas a todo ello, y solo podía ver una pared. Otro elemento, que ha sido adoptado del Método Montessori fue tomar en cuenta el contexto en donde se encuentran los adultos, lo cual tiene referencia a su movilidad, al tipo de mobiliario, de instrumentos que se utilicen para las actividades, un ejemplo de ello es que en la Casa Hogar se entregaron varios juguetes que imitaban frutas, panes y verduras, con la finalidad de motivar que las personas recordaran colores, texturas y por supuesto los nombres, pero no podían ser muy pequeños porque podrían morderlos y lastimarse o incluso atragantarse, o bien no deberían ser rígidos, así que se buscaron los que se utilizan para fines parecidos en las estancias infantiles que garantizan mayor seguridad en el manejo y pueden cumplir con su objetivo.

De igual manera, en este método se deben considerar los materiales para trabajar con los adultos mayores como son la música, las películas y el uso de instrumentos musicales. La música debe ser aquella que le evoque momentos de su vida, que los transporte a soñar, a recordar, incluso que los motive a moverse, pues con ello algunas de las personas que tienen posibilidades de caminar todavía pueden ensayar algunos bailables de su época. En una de las navidades el equipo de estudiantes de la Facultad de Trabajo Social hizo una posada en la Casa Hogar, para lo cual llevaron música de los años 50 y 60, aquello fue un éxito, pues uno de los señores que generalmente no participaba en las actividades por considerar que era para "tontos", cuando escuchó un danzón se levantó y sacó a bailar a una de las personas que se encontraban ahí, y lo hizo con mucha emoción. Otra señora que se encontraba en silla de ruedas, le dijo a una de los estudiantes, "oye y crees que por que estoy aquí no puedo bailar, vamos haciéndolo", y por supuesto el joven le tomó la mano y comenzaron a bailar, fue algo muy divertido. Posteriormente la trabajadora social, para alguno de los festivales comenzó a organizar eventos de bailables con los adultos mayores.

Otra actividad que ha dado buen resultado ha sido la proyección de películas, generalmente se hace los domingos, cuando se encuentran ya sin las visitas, y se les pasan filmes de Cantiflas, Tin Tan, entre otros.

También, para el desarrollo de las habilidades sociales es muy importante promover entre los adultos el que toquen algún instrumento musical, pues les ayuda a mantener movimiento en sus manos y ayuda a su oído. En el tiempo de las fiestas decembrinas se utiliza con mayor frecuencia este elemento.

La lectura es otra actividad que se recomienda se realice con las personas mayores, ya sea que si tienen esa habilidad ellos mismos la ejecuten, o bien se realicen talleres de círculos de lectura, para que una persona coordine esta acción. En el Instituto Myers se han diseñado unos folletos para lectura ideal para adultos mayores, utilizando algunas adecuaciones en ellos, como el tamaño de la letra, incluyendo indicaciones al grupo, por ejemplo en un texto se puede hacer lo siguiente: Actividad del círculo de lectura.

> Cuando escucho el nombre de Leonardo Da Vinci, me recuerda que es una persona famosa, que hizo pinturas muy hermosas, y una de ellas fue la Mona Lisa. ¿Sabían ustedes que Leonardo además de pintor fue inventor, músico, ingeniero y filósofo?
>
> Página 1
>
> El que sigue en la lectura

Y entonces la persona que sigue, quien tiene el mismo documento, sigue leyendo en la página 2, lo que continua de la historia, y de esta manera, la persona que cuida solo está atenta a que todos los que están en la actividad vayan siguiendo el ritmo de ésta. Por supuesto esto se puede realizar cuando las personas saben leer, y el tamaño de la letra debe ser lo bastante grande para que lo puedan ver sin ocasionarles problemas. En caso contrario, entonces es la cuidadora quien deberá estar haciendo la lectura pero aquí la participación de las personas mayores es más pasiva.

Ahora bien, los materiales con los que se cuentan son los que promoverán el desarrollo de actividades individuales o grupales, incluso, en los días de visitas se podría tener actividades intergeneracionales. Por ello entonces, es que se deben clasificar las acciones o estrategias para el desarrollo de habilidades en función de los que se quiere lograr. Es así que se recomienda, que en la tipología a utilizar tomen en cuenta las siguientes sugerencias.

Tabla 2 Clasificación de acciones para el desarrollo de habilidades sociales en los adultos mayores

Clasificación en función de los objetivos	Tipo de actividades que se pueden promover
De acuerdo a la estación del año o festividad	Elaboración de materiales Villancicos para pedir posada (en navidad). Festival del día de la madre, de la primavera, del día del adulto mayor, etc.
Sensoriales	Actividades que promuevan la discriminación visual (colorear, descubrir dibujos diferentes, seleccionar diferentes tipos de semillas, armar un rompecabezas, ordenar figuras, etc.); actividades de memoria visual (reconocimiento de objetos en una lámina, detectar cambios en una figura, seleccionar de un cajón de herramientas las que correspondan por actividad, etc)
Coordinación viso-motriz	Flexibilización de dedos, movimientos de hombro, brazo y mano; rotación de dedos, juntar parejas de un juego de memorama, juego de pelota, etc.
Discriminación auditiva	Identificar objetos cuyo nombre inicia con un sonido igual.
Discriminación sensorial	Las actividades que se promueven aquí deben estimular los sentidos básicos, incluso provocar remembranzas o uso de su memoria a largo plazo que permita a la persona conectarse con el presente así como con el pasado. Estos ejercicios incluso se deben utilizar con persona que sufren demencia.

Clasificación en función de los objetivos	Tipo de actividades que se pueden promover
	Ejemplo de actividades, selección de artículos que puedan esconderse en una bolsa y que deben reconocer las personas; reconocimiento de texturas de telas, piezas de bisutería, granos, y combinación de materiales.
Memoria auditiva	Repetición de palabras, escuchar música e identificarla, recordar canciones, poemas, etc.
Coordinación audio-motriz	Dar y ejecutar órdenes, por ejemplo cambiar al muñeco entrenador.
Cuidado ambiental	Secado de utensilios, cuidado de plantas, doblar ropa, reparación de ropa, etc.
Actividades para hombres	Recordemos que uno de los principios en los que nos basamos en este modelo es el desarrollar actividades que permitan a las personas "engancharse" con el presente y que las sienta útiles. En ocasiones a los adultos mayores en general les ponemos a realizar actividades que de acuerdo a la época en que crecieron solo eran destinadas a las mujeres, y eso puede disuadirlos de participar. Por ello, es importante hacer ajustes y generar actividades que involucren y respete los roles aprendidos. Ejemplo de actividades. Para promover habilidades motoras se puede hacer una actividad en donde los adultos seleccione y acomoden herramientas de trabajo; otro ejercicio supervisado es la reparación de algunos artículos, por ejemplo una lámpara de mano; cambiar baterías; juegos de mesa, como el póker, damas chinas, ajedrez, etc.

Otro tipo de actividades que se promueven en este modelo para el desarrollo de habilidades sociales son las que se han denominado intergeneracionales. Las personas mayores y en especial las que tienen algunos problemas de demencia les es muy significativo el que sea tomadas en cuenta en su entorno social. Los roles sociales y la responsabilidad social provee muchas razones para que cada día uno se levante y se incorpore a la vida diaria; tan solo pensemos en nosotros mismos, cada mañana al levantarnos comenzamos hacer un recuento de lo que tenemos que hacer y en ocasiones nos angustiamos al pensar que no nos va alcanzar el tiempo, ahora cuando nos enfermamos o por alguna razón nos quedamos en cama, ese entusiasmo para levantarnos se ve mermado, pues no encontramos muchas razones para iniciar el día, cambiarnos y salir; ahora bien, imaginemos a una persona mayor que todo los días hace lo mismo, que no sabe incluso que es lo que tiene que hacer ya sea por olvido o bien porque nadie de su familia vendrá a verlo ¿cómo nos sentiríamos?, ¿Qué estamos haciendo nosotros para promover la interacción social de nuestros adultos mayores?

Entre los resultados que observamos durante la etapa de implementación del modelo en la Casa Hogar encontramos que las visitas de estudiantes de varios niveles educativos que se acercaban a platicar con los "abuelos" y pasar unos momentos agradables; para lo cual nosotros recomendamos, que no debería ser tan solo una actividad temporal, sino que se debe diseñar un programa en donde se promueva no solo la conversación, sino otras acciones que las personas aun con demencia puedan realizar y les permita ese día sentirse útiles. Entre las acciones que recomendamos está el de los círculos de lectura, el bingo, e incluso muchas de las actividades que se mencionan en la tabla anterior, en donde los participantes pueden ser grupos de niños y adultos mayores, o bien, adolescentes, e incluso sus propios familiares. Observamos durante nuestra estancia en la Casa Hogar, que las personas que se encuentran en este lugar disfrutaron la presencia de niños y jóvenes, pues en algunos casos, ellos fueron quienes enseñaron a los chicos a realizar algunas actividades. Sin embargo, se debe preparar el escenario antes de ponerles juntos, es decir si se va a promover un programa de tutoría, donde la persona mayor enseñará a los niños o adolescentes a realizar alguna o algunas acciones, se debe tener en cuenta primero que la persona sabe hacerlo, para evitar su frustración al momento de querer demostrar lo hace y no tenga los resultados, por tanto éste debe practicar bastante su número. Por otro lado, también es necesario inducir a los participantes externos sobre como es el modelo y que es lo que se espera de ellos en esta parte. Por supuesto estas actividades deben estar monitoreadas todo el tiempo por las cuidadoras o la trabajadora social, para poder apoyar en el momento preciso y permitir que la actividad fluya de manera adecuada. Por tanto, para promover el trabajo intergeneracional se recomiendan las siguientes actividades.

Tabla 3
Actividades intergeneracionales a desarrollar bajo el modelo de atención para el cuidado de adultos mayores

Actividad	Acciones
Programa de Tutoría	Se recomienda que para esta actividad participen niños entre las edades de 3 a 6 años, que les guste convivir con ancianos y adultos que les gusten los niños. Entre las tareas que se podrían realizar sugerimos el enseñar a contar números, a colorear, etc.
Trabajo en pares	Se recomienda para esta actividad que participen niños y/o adolescentes que les guste convivir con ancianos. Los trabajos que se recomiendan son los juegos de mesa (cartas, rompecabezas, etc) o bien hacer trabajos en paralelo; lectura grupal; recuperar la historia del adulto, bingo, bailables, etc.

Actividad	Acciones
Actividades grupales	Estas tareas se recomienda que participen como líderes las personas mayores que tengan cierto liderazgo en la institución y que participen en un programa semestral de promoción de la institución, y que sean aliados para él o la trabajadora social en la realización de eventos, pues recomendamos siempre tener presente que se promueve el desarrollo de habilidades sociales. Sugerimos tener: Un día de Bingo/Lotería, en donde un grupo de adultos mayores se encargue de coordinar ciertas acciones de acuerdo a su perfil: hacer las invitaciones, organizar el lugar donde se realiza, uno podría ser el o la maestra de ceremonias; un grupo que cuida cada sector de las mesas para supervisar quien llena la lotería, etc. Organizar una tarde de manualidades. Planear, organizar y participar en la misa (o rezar el rosario), para aquellos que son católicos. Elección de la reina y rey de la Casa Hogar. Club de ancianos: Formar el comité del club, hacer el programa, etc. Grupo de ancianos que dan la bienvenida al lugar: Seleccionar a los que darán la bienvenida, elaborar el discurso que se dará a los grupos que visitan el lugar, elaborar algunos adornos para el lugar; arreglar la sala de usos múltiples, organizar un recorrido por las instalaciones y su explicación, agradecer a los visitantes, despedirlos.

Como podemos observar en todo lo expuesto anteriormente, las actividades que se promueven están centradas en el adulto mayor, y se recomienda que cuando se diseñe un programa tomando como punto de partida este modelo, se consideren todas las partes que lo componen. Lo descrito anteriormente es parte del modelo que se propone para implementarse en los centros de atención de adultos mayores.

Ahora bien, que condiciones deben cumplir en general los materiales seleccionados, como se mencionó anteriormente, en principio deben ser parte de la vida cotidiana de la persona o personas, las tareas a desarrollar deben enfocarse a procesos mentales y sensoriales, así como al redescubrir su integración a un grupo.

De igual manera, las actividades deben considerar lo siguiente:

- Deben permitir la coordinación de los sentidos, así como de las partes del cuerpo;
- Deben orientarse al cuidado personal, así como del medio ambiente.
- Incorporar acciones, que promuevan el autocuidado y mayor independencia, la colaboración en el grupo,
- Considerar actividades que promuevan el control de movimiento y que además contribuyen con las habilidades sociales y ejercicios sensoriales.
- Incluir aspectos de animación estimulativa, (Maños, 1998), que se basa en la participación del usuario que tendría que opinar en la toma de decisiones que tienen incidencia en su propio proceso.
- Promover una actitud optimista ante la vida y consideración de la muerte como un fenómeno natural (eliminando con ello el temor a morir).
- Mantener un tipo de trabajo útil.
- Mantener una permanente actividad intelectual.
- Cuidar la alimentación, la cual debe ser hipocalórica y equilibrada. Los alimentos deben ser frescos y naturales.

- Evitar la vida sedentaria y la obesidad, las tensiones emocionales, la angustia y el estrés sostenidos.
- Realizar un control médico de la salud una vez al año, y cada seis meses en los ancianos; control que incluya un examen biológico, funcional, mental y de autonomía.

Los propuestos en este modelo son:

- Utensilios de cocina: cucharas, cucharones, espátulas, volteador, machucador de frijoles, moldes de plástico de diferentes tamaños, cucharas medidoras, saleros, cuchara para hacer bolitas de nieve, una charola, moldes para hornear, cucharas de mesa de varios tamaños, ganchos para ropa de plástico, tendederos, toallas de cocina, recortes de telas, matamoscas, cajas de plástico, bolsas de papel, juegos de cubiertos.
- Herramientas: desarmadores de varios tamaños, llaves, set de herramientas, set de carpintero, etc.
- Material didáctico: fichas de colores, pelotas de diferentes tamaños, etiquetas, figuras de colores, etc.
- Juegos: Memoria, damas chinas, lotería, pelotas de diferentes tamaños, boliche, juegos de armar, confeti, muñecos de entrenamiento, animales de granja, entre otros.
- Instrumentos musicales: panderos, xilófono, etc.
- Herramientas para la creatividad: se cuenta con materiales estructurados y no estructurados para fomentar la creatividad a través de la expresión plástica (colores, plumones, hojas de colores, hojas blancas, papel bond extendido, fotografías, plastilina, estrellas de mar, conchitas, etc.
- Instrumentos para el entretenimiento social: películas mexicanas, música, bailables, aparato de DVD, etc.
- Arreglo personal: Cepillos de dientes, pasta dental, cepillos, peines, prendedores, etc.

Como se visualiza, los materiales utilizados son parte de nuestra vida cotidiana, y de acuerdo a Montessori, esto es una de las piezas importantes dentro del contexto en el cual se trabaja, ya que éstos tienen un significado y ayudarán a los adultos mayores a enfocar sus procesos mentales y sensoriales.

Las actividades que se proponen tienen como finalidad enfocarse tanto a la propia coordinación de los sentidos como al aparato psicomotor; otros ejercicios se orientan al cuidado personal, así como del medio ambiente. Para poder establecer también estrategias que permita el desarrollo de habilidades sociales, con los cuales puedan interactuar con otros adultos, y con sus cuidadores, así la experiencia se puede traducir "como el estar en casa"

Considerando entonces todas las actividades que se pueden hacer en donde se incluyan los sentidos del olfato, el gusto, el tacto, la vista, el oído, así como el cuchareo, verter líquidos, exprimir cosas, el cuidado personal y ambiental, entre otras, se podría desarrollar un programa, como la propia Montessori, lo diseñó, en el cual se incorporan acciones, que promueven: el autocuidado y mayor independencia, la colaboración en el grupo, actividades que promuevan el control de movimiento y que además contribuyen con las habilidades sociales y ejercicios sensoriales.

La puesta en marcha del modelo

Durante el tiempo que se estuvo trabajando en la Casa Hogar a través de las actividades realizadas por las estudiantes y las profesoras responsables del proyecto se encontró que los adultos mayores institucionalizados, en su mayoría participaron de manera libre en las actividades lúdicas realizadas por el psicólogo, cuidadoras, voluntarios, trabajadoras sociales y personal auxiliar, al momento de tocar la campana o cuando las cuidadoras empiezan a acercar los juguetes o instrumentos los ancianos se aproximan a las mesas o el lugar destinado para la actividad. La mayoría de los ancianos que participan en las actividades pueden valerse por sí mismo, son de alguna manera independientes aunque también participan ancianos en sillas de rueda. De 64 ancianos 20 son los que participan de manera voluntaria (Observación en la Casa Hogar, 2009) confirmado esto también mediante las entrevistas realizadas a las cuidadoras quienes dijeron "Ellos solos se arriman, no todos" "Los que participan están en todo y en todas partes" "Si todos participan, bueno algunos" "No ahí no, bueno si, cuando se hacen los adornos, ellos lo hacen pero solo los que pueden" "Les ayuda mucho y participan en todo, no todos porque algunos no quieren" "En los bailes ellos bailan y en los paseos ni se diga, se ponen muy contentos (B, 2009).

Esto nos demuestra que en la institución no todos los ancianos participan en las actividades diseñadas ya que depende la situación psicológica del anciano. Gonzalez Sobejano (2000 a) dice que los ancianos psicológicamente sanos son los que permanecen activos a pesar de sus pérdidas, que reemplazan apoyos y roles perdidos por otros nuevos y que mantienen, tanto tiempo como pueden la actividad en roles perdurables.

El estado anímico del adulto mayor es una parte fundamental para que interactúe y participe en las actividades propias de la familia, la sociedad o en el centro geriátrico en el que vive. El número de ancianos institucionalizados que participan en todas las actividades de la casa hogar "la Armonía" depende del estado de ánimo del adulto mayor, otros, se aísla del resto del grupo y por más que los animan las cuidadoras no quieren participar o simplemente se alejan del lugar de reunión, duermen incluso algunos no salen de su cuarto de habitación (Observación en la Casa Hogar, 2009). Situación que es también mencionada por Rosa Alba encargada de las cuidadoras mencionó: por más que uno los motiva, ellos no quieren, uno va al cuarto a decirles, los que están en los pasillos y no quieren" En las recientes investigaciones sobre aislamiento en una estancia geriátrica se encontró: Los ancianos que ya estaban aislados antes de ingresar en una residencia geriátrica presentaban una gran dificultad para interactuar con sus compañeros y con el personal, frente a otros ancianos que no estaban aislados ya antes del ingreso residencial. En consecuencia, los ancianos inactivos y aislados se vuelven menos capaces socialmente y por lo tanto presentan un mayor riesgo psicopatológico de problemas interpersonales y emocionales que pueden activar el deterioro cognitivo y especialmente la depresión (Tec y Granick Bennett, 1959; Weinstock y Bennett 1971 citado por González Sobejano, 2000 b).

La negación no solo se observa con el aislamiento también puede darse como huida al exterior, es decir, cuando la persona que envejece se imagina y cuenta grandes viajes, proezas, una agitación en actividades propias de su pasado, como es el caso de don Jesús que en sus charlas comentó sobre lo que hizo en el pasado, que él trabajó en el ferrocarril, sobre tormentas en las cuales sobrevivieron etc.

En el sentido de la aceptación y desarrollo de habilidades, durante la entrevista al Psicólogo de la institución remarcó el proceso de aceptación en el adulto mayor enfatizando esto "muchos de los ancianos que no han aceptado estar aquí, ellas son las que ocupan ayuda" pues considera también que la mayoría de los ancianos que aun no aceptan estar en la institución o no han sanado su proceso de envejecimiento y muerte no participan en las actividades diciendo esto "Los que no han aceptado estar aquí son los que no conviven y pues no desarrollan habilidades".

Esta situación fue corroborada durante las observaciones y entrevistas desarrolladas con los adultos mayores citados anteriormente como es el caso de Evangelina y la Sra. Teresa y observación del 21 de junio de 2009 donde se percató que ambas señoras no participan en las actividades propuestas por las cuidadoras incluso consideran "eso es para locos".

El desarrollo de habilidades se puede realizar a partir de acciones favorables en muchas áreas incluso dependiendo de la persona misma. Las habilidades sociales son parte de la personalidad del individuo puede haber personas que no desarrollan propiamente una habilidad en un sentido pero su potencialidad está dirigida a otra área de la vida socio cognitiva, como es el caso de los niños con capacidades diferentes (Niños especiales) o incluso de cualquier persona que desarrolla una habilidad para escribir, más no para desarrollar operaciones matemáticas, en otros casos las ya adquiridas se pierden por el contexto social, familiar y anímico de la propia persona, un ejemplo de ello son los ancianos que conforme su edad van perdiendo la capacidad de caminar, bailar, platicar con sus amigos, jugar, incluso hasta de vestirse, ya que se caracterizan por la pérdida de la memoria.

Durante las entrevistas con las cuidadoras se advirtió que los ancianos han desarrollado habilidades motoras como el movimiento de sus dedos, pies, caminar, incluso hablar, generadas por todas las actividades desarrolladas en la casa hogar.

Las cuidadoras comentaron en relación a las habilidades en los adultos mayores "Hay unos señores que ahora pueden mover los dedos y nos ayudan en las terapias por lo menos a que no se nos haga pesado" "Muchos hacen lo que pueden" "Ha mejorado mucho estos últimos años ahora es muy independiente, se quiere sentir activo, ayuda hacer todo" (Observación en la Casa Hogar, 2009) la respuesta fue en relación a Felipe, un anciano muy activo, e independiente que participa en todas las actividades realizadas, situación observada durante la estancia en el asilo (Observaciones, del 21—7 de agosto del 2009)

Otra de las situaciones que se observó fue cuando a un adulto mayor lo llevaron a la terapia y le ordenaron que moviera los pies, más su respuesta fue negativa, se enojo cuando se lo decían y no lo quiso hacer dijo que no podía y, sin embargo, unas horas después estuvo participando en las dinámicas grupales desarrolladas por el psicólogo y la trabajadora social cuyo propósito era que los ancianos movieran sus extremidades, el señor Benjamín movía los pies como podía y de manera muy natural y alegre (Observación del 4 de agosto del 2009).

Esto quiere decir que el desarrollo de habilidades motrices por medio de las dinámicas puede ser más efectivo que las terapias físicas de manera obligatoria o dolorosa para ellos.

El juego aquí realiza un papel muy importante para que el anciano moviera sus pies de forma voluntaria y sin dolor, pues según Preciado

(2007) menciona que las actividades deben hacerse al gusto de los ancianos y promover la participación de manera voluntaria con el objetivo de propiciar su desarrollo así también la propuesta de la ludoteca en la estancia geriátrica no ha sido en vano ya que estás arrojando resultados.

El desarrollo de habilidades en este sentido se dio por la aplicación de técnicas del Método Montessori, así como de dinámicas grupales realizadas por el psicólogo, trabajadoras sociales, cuidadoras y personal administrativo las cuales son mencionadas en esta lista:

- Juego del cachi bol, jugado con pelotas.
- Separación de semillas y piedras de colores.
- Juego del Boliche.
- Juego de la lotería.
- Juego del memorama.
- Festejos de cumpleaños.
- Festivales y bailes
- Actividades religiosas
- Música
- Manualidades.
- Semana deportiva
- Proyección de películas, entre otras.

Estas actividades fueron rescatadas por las observaciones del 21 de julio al 7 de agosto del 2009, así como de las entrevistas aplicadas tanto a cuidadoras como al personal administrativo y apoyo emocional.

También dentro de las actividades lúdicas se deben de incluir aspectos de animación sociocultural así como del proceso de sanación y aceptación como lo menciona Maños (1998), a su vez Preciado, incorpora a este punto que la participación del usuario tendría estar centrada en la toma de decisiones que tienen incidencia en su propio proceso como:

- Promover una actitud optimista ante la vida y consideración de la muerte.
- como un fenómeno natural (eliminando con ello el temor a morir).
- Mantener un tipo de trabajo útil.
- Mantener una permanente actividad intelectual (Preciado, op cit.)

Como respuesta al modelo la casa hogar trabaja la situación espiritual, proceso de sanación y aceptación, en el caso del apoyo religioso se trabaja de manera inconsciente pues realmente no se conoce todo el modelo en la institución, ni sus propósitos y, sin embargo, el apoyo religioso es muy comentado por los ancianos en el centro, (Observación del 22 de julio del 2009) aspecto que el psicólogo corroboró con el siguiente comentario "También la música y el apoyo religioso les ayuda mucho" "Lo espiritual es lo que les queda más presente y más arraigada."

El apoyo religioso les ayuda en su proceso de preparación de la muerte, incluso las terapias individuales promovidas por el psicólogo van dirigidas a la misma temática y así como de círculos inconclusos de la vida que viene acarreando el adulto mayor desde su niñez hasta la vejez como lo dice Erikson (Teoría de etapas y tareas vitales) el cual muestra etapas que no fueron cerradas durante el periodo de niño—vejez y cuando son fracasados se manifiestan con diferentes conductas como: falta de confianza, vergüenza, culpabilidad, inseguridad, aislamiento, estancamiento, desesperación etc.

Estas etapas son trabajadas durante las terapias individuales reproducidas por el profesionista anteriormente mencionado y en su entrevista expresó

> *Muchos ya están preparados para la muerte y otros le tienen miedo." . . . Las actividades individuales son apoyarles en su proceso de la última etapa de la vida, prepararlos para la muerte . . . Cerrar ciclos inconclusos* (B, 2009).

El desarrollo de habilidades del adulto mayor en relación a la participación social se propician por actividades de animación sociocultural como: *" Fiestas de cumpleaños, festejos del día del abuelo, reyes del asilo, grito de independencia, semana deportiva etc.* (operativo, 2009) y las actividades son escogidas de acuerdo a lo que les gusta a los ancianos como es el caso de la música y las proyecciones de películas según Rosa encargada de las cuidadoras comenta

> *Las que vemos que les gusta, que los mueve, que avivan sus ojitos y mueven sus hombros. Esas las ponemos"*
> *"Les ponemos movidas, cumbias y a ellos les gusta y les ponemos románticas y veo que se ponen melancólicos" "Esas don Daniel, primero trajo más o menos viejitas que pensó que les gustarían" "De el novio de todas Pedro Infante"*
> *"Les gustan de Cantinflas y las que ven que no les gusta ya no las ponen"* (Rosa, 2009).

Se observó un incremento de la participación de los adultos mayores en las actividades: asistencia a la sala de cine, la integración a las mesas cuando se jugó lotería, a las dinámicas que desarrolla en psicólogo y las trabajadoras sociales, los festivales etc. (Observación del 21 de julio—7 de agosto del 2007)

Mediante el proceso de investigación y la aplicación de instrumentos se pudo discernir algunas limitantes que afectan al desarrollo de habilidades en el adulto mayor, principalmente aspectos relacionados con la institución en la que se desarrolló la investigación.

Conclusiones

El objetivo general fue analizar los diferentes modelos de intervención existentes en Trabajo Social identificando el más adecuado para la construcción de una propuesta de atención para la población de adultos mayores institucionalizados. Los objetivos específicos fueron tres: a) Conocer la concepción sobre adultos mayores y las disciplinas que apoyan su comprensión como tal; b) Investigar los fundamentos teóricos relacionados con adultos mayores, así como también modelos de atención social; c) Crear una propuesta de trabajo con adultos mayores integrando modelos de actuación. Aspectos que se desarrollan a lo largo de los capítulos aquí presentados.

En el desarrollo de este documento hemos encontrado que los retos y las oportunidades para la disciplina de Trabajo Social para la atención de los adultos mayores institucionalizados debe comenzar a ser una prioridad tomando en cuenta la tasa de crecimiento de este sector de la población, además está la poca especialización por parte de estos profesionistas para tener una actuación profesional pertinente. Por ello, consideramos que a partir de este trabajo reconocemos la importancia que en los planes de estudio de la licenciatura así como de los posgrados, se debe promover que los trabajadores sociales reconozcan que la atención al adulto mayor debe ser desde una perspectiva interdisciplinaria, en la cual deben tener una formación sólida en temas tales del adulto mayor que contemplen, su condición de salud, funcional, psíquica y social. Con lo cual se podrán establecer modelos de atención incluyentes en donde también se considere la participación de la familia. Por otro lado, se requiere que los propios profesionistas también realicen acciones que van más allá de su actuación en las instituciones, incluso en la promoción de políticas públicas que permitan que el Estado y la Sociedad Civil dispongan de los recursos institucionales acordes a la realidad de la población adulta mayor, particularmente en el estado de Colima, para que se pueda ofrecer una atención de calidad a las demandas específicas de este sector de la población.

Por otro lado, uno de los aprendizajes de esta investigación fue que debemos tener un reconocimiento a las personas mayores así como a los responsables de su cuidado en estas instituciones, que muchas veces sin contar con todos los instrumentos técnicos, si promueven entre la población un mejor nivel de salud, para lo cual nosotras estamos convencidas que a partir de la implementación del modelo propuesto, también se logrará en muchas de estas personas lograr su deseo de continuar viviendo.

De igual forma encontramos que deben existir las condiciones para que las personas mayores puedan mantenerse el mayor tiempo posible en sus casas, apoyados por profesionistas para que puedan mantenerse activos de acuerdo a su situación de salud.

Igualmente, considramos que una propuesta para la sociedad es promover que los adultos mayores puedan mantenerse el mayor tiempo posible viviendo en sus propios domicilios, sobre todo en los casos en los que todavía vive el cónyuge, y que se busque el apoyo de instituciones de medio día para establecer un plan de cuidados adecuado para desarrollar sus habilidades sociales.

En las nuevas generaciones consideramos la importancia de promover a que se llegue a tener un envejecimiento activo, el cual se definió como *un proceso de optimización de las oportunidades de bienestar físico, social y mental a través del ciclo vital con el objeto de ampliar la esperanza de vida*. Esta definición implica un proceso que puede servir instrumentalmente a la oportunidad global de asegurar a los individuos que puedan llegar a la vejez con buena salud y participando activamente en la sociedad. Por ello, es que muchos estudios destacan que se debe promover la cultura del envejecimiento, una cultura que esté basada en un modelo de desarrollo, participación y auto-realización del ser humano en esta etapa de la vida. Para lo cual es necesario reconocer que el ciclo de vida consiste en una serie de etapas relacionadas entre sí y un todo integrado, y que el bienestar de la edad avanzada depende en gran parte de las experiencias anteriores, es decir, de las posibilidades que se hayan tenido de su estilo de vida, de la educación permanente y el desarrollo de aptitudes, de los incentivos para ahorrar, de los planes de pensiones y de las medidas para fomentar la creación de empresas, redes familiares y comunitarias que incluyan a personas de todas las edades.

Por ello, cuando hemos propuesto este modelo de atención para los adultos mayores se promueve que existan diferentes apartados tales como: ejercicio físico, facilitar el acceso de los bienes culturales, propiciar el aprovechamiento de la riqueza cultural, fomentar la participación social y política de las personas mayores, entre otras acciones.

Este modelo se ha comenzado a difundir en el Estado de Colima, con la participación de personas que están al frente de centros de apoyo para los adultos mayores, lo que permitirá seguir probándolo y llegar a diseñar estrategias a partir de las condiciones de los adultos mayores haciendo uso de los materiales de la vida cotidiana, además identificar los roles, funciones y actividades que deberá realizar todos participantes.

Se rescata que el rol del cuidador es muy importante, por ello es necesaria su capacitación, ya que es quien diseñará las actividades para el adulto mayor en donde podrá desarrollar los objetivos planteados, además deberá de proporcionar la motivación y calidez para un adecuado manejo de los recursos educacionales sin hacerle sentir miedo o temor a equivocarse, además apoyará para que los movimientos se realice de manera simple y consecutivos, recordando el tipo de adulto mayor con el cual se esté colaborando.

Por ello, se concluye que esta propuesta ha permitido a quienes participan en poner más énfasis en la relación adulto mayor-cuidador, desde una perspectiva humanista en la cual se vislumbran las actividades a realizar con éstos desde un desarrollo integral; además se observa la importancia de contar con un profesionista de Trabajo Social, el cual podrá fungir en su función de educador social, tanto en el apoyo como en la capacitación del resto de sus compañeros en la articulación de todas las partes del sistema "asilo", "centro de día", para promover una cultura de respeto a los seres humanos como personas únicas y plenamente capaces de decidir sobre su vida.

Por otro lado, sabemos que el continuar con programas de trabajo rígidos y artificiales sin considerar el aspecto sociocultural, el contexto y a la persona lleva al fracaso de éstos. Es por ello que en la propuesta se hace énfasis en que debemos de participar primero en un proceso de capacitación, que se ubica en un programa centrado en el adulto mayor, y donde tanto las necesidades de los adultos mayores, la interacción del personal de apoyo de las instituciones, los colaboradores e incluso de los voluntarios respondan de manera compleja y articulada a las necesidades de todos.

BIBLIOGRAFÍA

Álvarez, J. J. (4 de agosto de 2009). Entrevista en la Casa Hogar. (G. Acosta Moreno, Entrevistador)

B. (2009 de agosto de 2009). Entrevista en la Casa Hogar. (A. M. Gladys, Entrevistador)

Beaver, M. L., & Miller, D. A. (1998). *La práctica clínica del trabajo social con las personas mayores. Intervención primaria, secundaria, y terciaria.* Barcelona: Paidos.

Camp, C. (1999). *Montessori-Based Activities for Persons with Dementia.* (Vol. Vol. 1). Ohio, USA: Myers Research Institute y Menorah Park Center for Senior Living.

Camp, C. (4-6 de Junio de 2005). Montessori-Based Dementia Programming tm. *Summer Institute Program.* Hamilton, Ontario, Canada: Mc Master University.

Campanini, A. (2001). *Servicio social y modelo sistémico.* España: Paidòs: Terapia Familiar.

Cardona, A. (2003). *Discapacidad Colombia.* Recuperado el 25 de mayo de 2010, de http://www.discapacidadcolombia.com/Documentos/Envejecer_nos_toca_a_todos_Medellin_2003.pdf

Castañeda, M. G., & Luís Juan, L. V. (02 de abril de 2009). Calidad de vida en el adulto Mayor de la comunidad de Zinacamitlán. *Tesis para obtener el título en Licenciadas en Trabajo Social. Asesoradas por la Dra. Susana Aurelia Preciado Jiménez.* Colima, Colima, México: Universidad de Colima. Facultad de Trabajo Social.

Cordero, L. (2003). *Trabajo social con adultos Mayores.* Buenos Aires: Espacio.

Díaz, D. A. (19 de octubre de 2009). Tipos de envejecimiento. España.

Evangelina. (7 de agosto de 2009). Entrevista Casa Hogar. (G. Acosta Moreno, Entrevistador)

Fernandez Portero, C. (1999). La Gerontagogía: Una nueva disciplina. *Escuela Abierta (3)*, 183-198.

Gálvez Carrizales, R. E. (2 de marzo de 2007). Adultos mayores: El desarrollo de habilidades sociales en los centros de convivencia. *Tesis para obtener el título de licenciado en Trabajo Social. Asesora Dra. Susana Aurelia Preciado Jiménez*. Colima, Colima, México: Universidad de Colima. Facultad de Trabajo Social.

García Fuster, E. (1997). *El apoyo social en la intervención comunitaria*. Barcelona: Editorial Paidos.

Glendenning, F. (1987). Educational gerontology in the future: Unanswered question. En S. Gregorio, *Social gerontology*. New York: Croom Helm.

Glendenning, F., & Battersby, D. (1990). Why you need educational gerontology and education for older adults: a statement of first principles. En G. F, & P. K. (eds), *Ageing, education and society. Readings in educational gerontology* (págs. 219-231). Keele: Association for Educational Gerontoly.

González Sobejano, M. J. (Noviembre-diciembre de 2000 b). *Vitalzheimer*. Recuperado el agosto de 2009, de Artículo Programa psicoterapéutico de entrenamiento en habilidades sociales. Su eficacia en el estado anímico y en la función cognitiva de ancianos residentes: http://www.vitalzheimer.com/entramiento_habilidades_sociales.html

Gonzalez Sobejano, M. J. (2000 a). *Vitla Alzheimer*. Recuperado el agosto de 2009, de Artículo Psicoterapia en el anciano: http://www.vitalzheimer.com/2000-psicoterapia_en_el_anciano.html

González, H. J. (2001). *El envejecimiento aspectos sociales*. San José: Editorial de la Universidad de Costa Rica.

Granados Uvalde, G., Castro Martínez, M. D., Silva Sánchez, H. S., & Preciado Jiménez, S. A. (2007). *Una propuesta de un modelo de intervención en Trabajo Social aplicado a adultos mayores*. Colima: Universidad de Colima: Manuscrito.

Guzmán, J. M., Huenchuan, Sandra, & Montes de Oca, V. (2003). Redes de apoyo social de las personas mayores: marco conceptual. *Notas de Población Nº 77 (LC/G.2213-P)*. Santiago de Chile: CEPAL Publicación de las Naciones Unidas, Nº de venta: S.03.II.G.171.

Hermann, R. (s.f.). Maria Montessori. *Perspectivas: Revista trimestral de educación. Pensadores de la educación 3*.

Hernández Sampieri, R., Fernández Collado, C., & Baptista Lucio, P. (2006). *Metodología de investigación* (4a. ed.). México: McGraw-Hill Interamericana.

Krassoievitch, M. (2005). *Psicoterapia geriátrica*. México: Fondo de Cultura Económica.

Lemieux, A. (1997). *Los programas universitarios para mayores. Enseñanza e Investigación*. Madrid: IMSERSO.

Majos, A. (1995). *Manual de prácticas de Trabajo Social en la tercera edad*. Madrid: Siglo XXI.

Maños, Q. (1998). *Animación estimulativa para personas mayores discapacitadas*. Madrid: Narcea. (4 de agosto de 2009). Observación en la Casa Hogar. (G. Acosta Moreno, Entrevistador) operativo, D. (8 de agosto de 2009). Entrevista a Director Operativo. (M. G. Acosta, Entrevistador)

Organización Mundial de la Salud. (2001). *Manual del programa un abrazo mundial*. Ginebra: Organización Mundial de la Salud.

Papalia, E. D. (2001). *Desarrollo Humano*. Colombia: Mc Graw Hill.

Payne, M. (1997). *Teorías contemporáneas del Trabajo Social*. Barcelona: Paidos.

Pedraza, O. C., & Ramírez, L. F. (14 de diciembre de 2009). Miedos que se manifiestan durante el proceso del envejecimiento en las Adultas Mayores Institucionalizadas. *Tesis para obtener el título de licenciadas en Trabajo Social. Asesoradas por Dra. Susana Aurelia Preciado*. Colima, Colima, México: Manuscrito.

Pedrero, G. E. (agosto de 2001). Los mayores: una nueva edad adulta en el siglo XXI. Obtenido de El portal de la psicogerontología.

Piña, M. M. (2004). *Gerontología social aplicada. Visiones estratégicas para el Trabajo Social.* Argentina: Espacio Editorial.

Preciado Jiménez, S. A., Covarrubias Ortiz, E., & Arias Soto, M. P. (2009). Pobreza e Invisibilidad de los adultos mayores institucionalizados. En M. A. Barrón Perez, *Programas sociales focalizados al combate de la pobreza en el Estado de Colima.* (págs. 77-96). México: Red Nacional de Investigación Urbana.

Preciado, J. S. (4-12 de abril de 2007). Manual del curso taller Cuidadores: Aprendiendo Estrategias para la atención de adultos mayores basados en el Modelo Montessori. Colima, Colima, México: Universidad de Colima: Dirección General de Educación Continua.

Psicólogo. (4 de agosto de 2009). Entrevista en la Casa Hogar la Armonía. (G. Acosta Moreno, Entrevistador)

Röhrs, H. (1993). María Montessori. *Perspectivas: Revista trimestral de educación. Pensadores de la educación 3* (No.85-86), 165-179.

Rosa. (7 de agosto de 2009). Entrevista a cuidadora. (M. G. Acosta, Entrevistador)

Saéz Carreras, J. (1997). *La tercera edad.* Madrid: Dykinson.

Salud, O. M. (2004). *Informe sobre salud en el mundo.* Organización Mundial de la Salud.

Salvarezza, L. (1998). *La vejez una mirada gerontológica actual.* Buenos Aires: Paidos.

Sánchez, C. D. (1990). *Trabajo social y Vejez, Teoría e Intervención.* Argentina: Hvmanitas.

Standing, E. M. (2004). *La revolución Montessori en la Educación.* México: Siglo XXI editores, S.A. de C.V.

Teresa. (21 de agosto de 2009). Entrevista en la Casa Hogar. (G. Acosta Moreno, Entrevistador)

Zuñiga, E., & Vega, D. (2004). *Envejecimiento de la Población de México.* México: Consejo Nacional de Población.

Anexo 1

Estrategias para el cuidado de adultos mayores utilizando los materiales desarrollados bajo el Método Montessori

Propuesta de actividades a realizar con los adultos mayores utilizando los materiales del Kit del Método Montessori

NOMBRE DE LA ACTIVIDAD *"VIDA EN EL MAR"*
OBJETIVO
Fortalecer y estimular la creatividad de los participantes.

MATERIALES A UTILIZAR
Figuras auto adheribles con formas de especies marinas
Pliegos de papel bond o un pintaron (superficies para dibujar y colocar los auto adheribles)
Plumones de colores

NUMERO DE PARTICIPANTES
Equipo de 3 personas

SENTIDO O HABILIDAD (ES) A DESARROLLAR
Adultos mayores en general, no discapacitados

INSTRUCCIONES
El cuidador explicará a los participantes la importancia del océano y la riqueza de especies marinas, vegetales y animales, que viven en el. Pedirá a los participantes que en una hoja de papel bond (o en el pintaron), con ayuda de los plumones de colores, dibujen un ambiente marino y coloquen los auto adheribles en el lugar que consideren deben vivir esos animales.

AUTORAS: MARCELA, ALMA, MINERVA, MARGARITA

ACTIVIDAD 2

NOMBRE DE LA ACTIVIDAD *"LA TABLITA"*
MATERIALES A UTILIZAR
Tablas con hoyos

NUMERO DE PARTICIPANTES
Un participante o un grupo (también para personas invidentes o que presentan perdida visual).

SENTIDO O HABILIDAD (ES) A DESARROLLAR
Tacto, memoria, agilidad.

INSTRUCCIONES
Entregar el material. La persona si ve, tratará de contabilizar con los ojos cerrados, la cantidad de hoyos que existen en la tablita. Recomendación (se pueden tapar los hoyos para que sean menos y haya mayor dificultad de saber cuántos hoyos son). En cada uno de las jugadas para que sea diferente.

AUTORES: NOE BARAJAS, EVA TOSCANO R., NORA GABRIELA, ELVIRA CORTEZ R.

ACTIVIDAD 3

NOMBRE DE LA ACTIVIDAD *"FORMAS Y COLORES"*
MATERIALES A UTILIZAR
Pelotas pequeñas de colores
Rondanas de colores
Fichas de colores
Semillas de fríjol
Una charola

OBJETIVO
Desarrollar el sentido del tacto y la capacidad de organización

NUMERO DE PARTICIPANTES
Individuales o grupos pequeños (máximo 5 personas)

SENTIDO O HABILIDAD (ES) A DESARROLLAR
Sentidos del tacto
Sentido de la vista
Memoria instantánea (sensorial)
Gimnasia cerebral

TIPO DE PARTICIPANTES
Débiles visuales e invidentes
Adultos con Alzheimer
Personas artríticas

INSTRUCCIONES
El cuidador explicará a los participantes la importancia de reconocer los objetos por su forma y tamaño (en el caso de los invidentes), para las personas que tienen el sentido de la vista en buenas condiciones, la separación por colores le ayuda a mejorar su destreza en la clasificación y organización.

Ejercicio 1 (General)

El cuidador solicitará a los participantes que separen los objetos por su forma y tamaño. Cada persona contará con una charola en donde estarán mezclados los objetos de la práctica, mismos que serán separados por el adulto mayor. El tiempo será el necesario para cada persona participante.

Ejercicio 2 (para quienes ven)

Una segunda modalidad del ejercicio consiste en identificar los colores. El cuidador solicitará a los participantes que separen los objetos por el color. Independientemente de la forma de los objetos.

AUTORAS: MARCELA, ALMA, MINERVA, MARGARITA.

ACTIVIDAD 4

NOMBRE DE LA ACTIVIDAD "JUEGO DE PELOTA"
MATERIALES A UTILIZAR
Pelotas de goma

INSTRUCCIONES
Tomar una pelota de goma y hacer movimientos con los dedos.

SENTIDO O HABILIDAD (ES) A DESARROLLAR
El tacto y movimiento

TIPO DE PARTICIPANTE
Adultos mayores con parálisis o artritis

AUTORAS: CELINA, SILVIA, FABY, ROSY

ACTIVIDAD 5

NOMBRE DE LA ACTIVIDAD *"LLENAR LOS MOLDES"*
MATERIALES A UTILIZAR
Moldes de pan
Fichas de colores
SUGERENCIA: las fichas son muy pequeñas, utilizar materiales más grandes

INSTRUCCIONES
Vamos ayudar a los adultos mayores a separar las fichas por color en cada uno de los moldes.

SENTIDO O HABILIDAD (ES) A DESARROLLAR
Vista, memoria, relacionar colores.

TIPO DE PARTICIPANTE
Personas parapléjicos

AUTORES: Josefina, Aída, Blanca Lilia, Leobardo

ACTIVIDAD 6

NOMBRE DE LA ACTIVIDAD *"ADIVINA DONDE VOY"*
MATERIALES A UTILIZAR
Llaves, lámina con los dibujos de las llaves

INSTRUCCIONES
Entregar material
Ubicar la llave en el lugar que corresponda

SENTIDO O HABILIDAD (ES) A DESARROLLAR
De asociación y memorización

TIPO DE PARTICIPANTE
De forma individual

ACTIVIDAD 7

NOMBRE DE LA ACTIVIDAD *Jugando con los animales*
MATERIALES A UTILIZAR
Figuras de goma

INSTRUCCIONES
Entregar material, agrupar por colores

SENTIDO O HABILIDAD (ES) A DESARROLLAR
Vista, tacto, memoria

TIPO DE PARTICIPANTE
En grupos pequeños o individual

ACTIVIDAD 8

NOMBRE DE LA ACTIVIDAD *ADIVINA DONDE ESTOY*
MATERIALES A UTILIZAR
Fichas, frijoles y un molde con separaciones

INSTRUCCIONES
Entregar material, colocar el fríjol en cada uno de las separaciones. El cuidador introducirá una de las fichas en el molde. Posteriormente se girara el molde para que sea difícil encontrar la ficha.

SENTIDO O HABILIDAD (ES) A DESARROLLAR
Vista, tacto, memoria

TIPO DE PARTICIPANTE
En equipo o individual

ACTIVIDAD 9

NOMBRE DE LA ACTIVIDAD *"LLAVES"*
MATERIALES A UTILIZAR
-Un juego de llaves de diferentes tamaños
-Hoja con los dibujos de las llaves
-Clavos (según cuantas llaves sean)

INSTRUCCIONES
No puede ayudar a colocar las llaves en su lugar o en su espacio

SENTIDO O HABILIDAD (ES) A DESARROLLAR
-Distinguir e identificar espacios, tamaños, ejercitará su vista, su movimiento de mano y su mente.

TIPO DE PARTICIPANTE
Personas que no sufran discapacidad cerebral.

AUTORES: Josefina, Aída, Blanca Lilia, Leobardo

ACTIVIDAD 10

NOMBRE DE LA ACTIVIDAD *"SEPARACIÓN FICHAS DE ACUERDO A SU FORMA"*

MATERIALES A UTILIZAR

Molde de panecillos

Diferentes tipos de objetos (fichas y pelotas)

INSTRUCCIONES

Separar las fichas de una forma en distintos recipientes

SENTIDO O HABILIDAD (ES) A DESARROLLAR

Tacto, ayudar a localizar el espacio donde van colocadas las fichas

TIPO DE PARTICIPANTE

Ciegos, personas con diabetes avanzada

AUTORES: Josefina, Aída, Blanca Lilia, Leobardo

ACTIVIDAD 11

NOMBRE DE LA ACTIVIDAD *"SEPARACIÓN FICHAS POR COLOR"*
MATERIALES A UTILIZAR
Fichas de colores diferentes
Molde de panecillos

INSTRUCCIONES
Separar la ficha por colores distintos en cada recipientes

SENTIDO O HABILIDAD (ES) A DESARROLLAR
Sentido de la vista, ayudar a como distingue por colores

TIPO DE PARTICIPANTE
Toda aquella persona que pueda ver y que este bien de sus manos.

AUTORES: Josefina, Aída, Blanca Lilia, Leobardo

ACTIVIDAD 12

NOMBRE DE LA ACTIVIDAD *"CUCHARONES POR TAMAÑO"*
MATERIALES A UTILIZAR
Cucharones

INSTRUCCIONES
Separar la ficha por colores distintos en cada recipientes

SENTIDO O HABILIDAD (ES) A DESARROLLAR
Sentido de la vista, ayudar a como distingue por colores

TIPO DE PARTICIPANTE
Toda aquella persona que pueda ver y que este bien de sus manos.

AUTORES: Josefina, Aída, Blanca Lilia, Leobardo

ACTIVIDAD 13

NOMBRE DE LA ACTIVIDAD *"LOS UTENSILIOS DE COCINA"*
MATERIALES A UTILIZAR
Utensilios de cocina
Gancho de plástico

INSTRUCCIONES
Colocar los utensilios de cocina en su gancho.

SENTIDO O HABILIDAD (ES) A DESARROLLAR
Motricidad
Vista
Tacto

TIPO DE PARTICIPANTE
Personas que vean personas ciegas y que puedan mover sus manos.

AUTORES: Josefina, Aída, Blanca Lilia, Leobardo

ACTIVIDAD 14

NOMBRE DE LA ACTIVIDAD *"DECORACION DE CHAROLA"*
MATERIALES A UTILIZAR
Charola
Figuras auto adheribles

INSTRUCCIONES
Decorar la charola con las figuras auto adheribles a su creatividad.

SENTIDO O HABILIDAD (ES) A DESARROLLAR
Vista, gusto, libertad, creatividad, motricidad

TIPO DE PARTICIPANTE
Personas de todo tipo
AUTORES: Josefina, Aída, Blanca Lilia, Leobardo

ACTIVIDAD 15

NOMBRE DE LA ACTIVIDAD *"AROMA DE HOGAR"*
MATERIALES A UTILIZAR
Varios productos utilizados en el hogar
-café, ajo, cebolla, zampo, detergente, consomé en polvo, pasta de dientes, azúcar, sal, jabón de tocador, mayonesa, suavizante de ropa.

NUMERO DE PARTICIPANTES
Grupos de 3 a 10 personas

INSTRUCCIONES
El cuidador explicará a los participantes la importancia de reconocer los olores de los productos que se encuentran en el hogar (principalmente para evitar confusiones), después les invita a que formen 2 equipos. Uno por uno, los integrantes de cada equipo identificaran el producto que le he es ofrecido por el cuidador. El equipo que acierte el mayor número de veces será el ganador.

SENTIDO O HABILIDAD (ES) A DESARROLLAR
Sentido del olfato
Memoria instantánea (sensorial)
Mejorar relaciones sociales
Gimnasio cerebral

TIPO DE PARTICIPANTE
Débiles visuales e invidentes, en particular
Adultos mayores en general

AUTORAS: Marcela, Alma, Minerva, Margarita.

ACTIVIDAD 16

NOMBRE DE LA ACTIVIDAD *"PANQUECITOS DE SEMILLAS"*
OBJETIVO
Desarrollar el sentido de tacto y la destreza para calcular distancias pequeñas.

MATERIALES A UTILIZAR
Semillas de fríjol o de maíz
Moldes para panquecitos, 6 individuales o de comportamientos
Una cuchara o cucharón pequeño
Un recipiente

NUMERO DE PARTICIPANTES
Individual o grupos pequeños

SENTIDOS O HABILIDADES
Tacto
Coordinación
Medición de distancias

TIPO DE PARTICIPANTES
Personas con artritis
Personas con enfermedad de Parkinson
Invidentes

INSTRUCCIONES
Ejercicio 1
El cuidador colocará frente al adulto mayor un recipiente con semillas y seis moldes, luego, procederá a mostrar al participante la manera en que deberá llenar con semillas cada molde. El participante tomará el tiempo que sea necesario o que sus posibilidades le permitan para tomar con sus

manos las semillas y proceder a llenar cada uno de los moldes, hasta que observe (o con ayuda del tacto) que las semillas han llegado al ras de los moldes. Al término del ejercicio cuidador facilitará al participante y lo estimulará a realizar una vez más el ejercicio.

Ejercicio 2

En esta ocasión, el instructor le pedirá al adulto mayor realizar la misma actividad con ayuda de una cuchara o cucharón pequeño.

Al final de la actividad, el cuidador explicará al participante la importancia del ejercicio para mejorar su control en el manejo de objetos pequeños, el cálculo de distancias y su coordinación de movimientos.

AUTORAS: Marcela, Alma, Minerva, Margarita.

ACTIVIDAD 17

NOMBRE DE LA ACTIVIDAD *"LOS PUÑITOS DE FRIJOL"*
MATERIALES A UTILIZAR
Frijol
Charola

SENTIDOS O HABILIDADES
Vista
Memoria
Sentido de la ubicación

TIPO DE PARTICIPANTES
Adultos mayores que aun tienen coordinación de sus sentidos y movimientos

INSTRUCCIONES
Hacer puñitos de veinte frijoles y colocarlos en la charola
Uno en cada etiqueta

AUTORAS: Celina, Silvia, Fabi, Rosi

ACTIVIDAD 18

NOMBRE DE LA ACTIVIDAD *"EL JUEGO DE LLAVE"*
MATERIALES A UTILIZAR
Juego de llaves, la hoja con los dibujos.

SENTIDOS O HABILIDADES
Vista
Memoria

TIPO DE PARTICIPANTES
Cualquier persona que sea consciente aun.

INSTRUCCIONES
Colocar llaves de acuerdo a la forma y tamaño

AUTORAS: Celina, Silvia, Fabi, Rosi

ACTIVIDAD 19

NOMBRE DE LA ACTIVIDAD *"RECORDANDO LA COCINA"*
MATERIALES A UTILIZAR
Utensilios de cocina

SENTIDOS O HABILIDADES
La memoria a largo plazo

TIPO DE PARTICIPANTES
Personas con demencia senil

INSTRUCCIONES
Elegir un utensilio de cocina
Preguntar qué es y para qué sirve y si le recuerda algo
Aplaudir si lo recuerda

AUTORAS: Celina, Silvia, Fabi, Rosi

ACTIVIDAD 20

NOMBRE DE LA ACTIVIDAD *"ATINALE AL HOYO"*
MATERIALES A UTILIZAR
Fichas de colores, un recipiente o molde con separaciones.

SENTIDOS O HABILIDADES
Vista
Tacto
Pulso

TIPO DE PARTICIPANTES
Individual o en grupo

INSTRUCCIONES
Entregar el material, tratar de meter las fichas a cada uno de los hoyos del molde y meter en cada hoyo fichas por su color desde una distancia aproximadamente de 1/2mtr.

ACTIVIDAD 21

NOMBRE DE LA ACTIVIDAD *"ADIVINA ADIVINADOR"*
MATERIALES A UTILIZAR
Cuchara y fríjol
Maíz
Garbanzo
Abas

SENTIDOS O HABILIDADES
Vista
Tacto
Habla

TIPO DE PARTICIPANTES
En equipo

INSTRUCCIONES
Entregar material, introducir la cuchara y tomar una porción de fríjol mostrar a los participantes y posteriormente adivinar la cantidad aproximada.

ACTIVIDAD 22

NOMBRE DE LA ACTIVIDAD *"EL JUEGO DE LA CADENA"*
MATERIALES A UTILIZAR
2 cucharas, 2 cucharones, fríjol

SENTIDOS O HABILIDADES
Pulso, equilibrio, vista, organización, coordinación.

TIPO DE PARTICIPANTES
En equipos

INSTRUCCIONES
Entregar material, llenar una de las cucharas con el material (fríjol). El juego se realizará con 2 equipos de 4 interrogantes c/u de los equipos pasaran en cadena el fríjol hasta llegar a la meta. Al finalizar se verá qué equipo reunió mayor cantidad de fríjol.

ACTIVIDAD 23

NOMBRE DE LA ACTIVIDAD *"FORMANDO LA TORRE"*
MATERIALES A UTILIZAR
Fichas de colores

SENTIDOS O HABILIDADES
Equilibrio
Pulso
Vista

TIPO DE PARTICIPANTES
Individual

INSTRUCCIONES
Entregar al material, colocar cada una de las fichas de la siguiente manera: una boca arriba y la otra boca abajo para tratar de lograr de formar una torre.

ACTIVIDAD 24

NOMBRE DE LA ACTIVIDAD *"PING PONG"*
MATERIALES A UTILIZAR
Una pelota
2 cucharas o cucharones
Silla
Mesa

SENTIDOS O HABILIDADES
Vista
Fuerza
Movimiento
Destreza

TIPO DE PARTICIPANTES
En parejas

INSTRUCCIONES
Entregar el material, en esta actividad es recomendable para personas que tienen mayor habilidad, visibilidad, desplazamiento. Se llevará a cabo, de 2 personas de un extremo a otro, de promedio una mesa (se realizara de pie o sentada según su capacidad se sujetaran los cucharones y iniciaremos a jugar dejando que la pelota de un bote, para volver a regresar al compañero.

ACTIVIDAD 25

NOMBRE DE LA ACTIVIDAD *LA FICHA EN EL PAJAR*
MATERIALES A UTILIZAR
Fríjol, maíz, sopas y fichas de colores

SENTIDOS O HABILIDADES
Tacto, vista y coordinación

TIPO DE PARTICIPANTES
Individual

INSTRUCCIONES
Poner las fichas en un recipiente y agregar el material con el que se va a trabajar, indicar que solo va a sacar una ficha de un color la que se le diga

NOMBRE DE LOS AUTORES
Chely, Bety e Hilda

ACTIVIDAD 26

NOMBRE DE LA ACTIVIDAD "PARA SOLTAR EL HIELO"
MATERIALES A UTILIZAR
Pelotas de goma de varios colores

SENTIDOS O HABILIDADES
Vista, oído y tacto

TIPO DE PARTICIPANTES
10 personas (grupal)

INSTRUCCIONES
Se pone el bote como si fuera una tómbola, se depositan todas las pelotitas y se mueve para que estas se revuelvan, el instructor saca la pelotita que le toca a la persona y le digo que se fije en el color para que no se le olvide y así cuando mencione el color de la pelotita que le tocó tiene que presentarse con su nombre y que piensa y espera de la vida que todavía le falta por vivir.

NOMBRE DE LOS AUTORES
Ramona, Jenny y Lety

Anexo 2

Ludoteca para adultos mayores

La ludoteca para la atención de los adultos mayores en Colima
Responsables del proyecto Susana Aurelia Preciado Jiménez, Elba Covarrubias Ortiz y Mireya Patricia Arias Soto [7]

Introducción

Generalmente cuando se dice el término ludotecas, se piensa en un centro infantil, en el cual existen juguetes y se busca una mejor utilización del tiempo libre. Para otros, la ludoteca es un espacio, que se encuentra vinculado a los jardines de niños, las casas de la cultura, bibliotecas infantiles entre otras.

Si definimos a la ludotecas como un lugar destinado al disfrute creativo del tiempo mediante actividades lúdicas (Funlibre, 2009), entonces en éstas también se incluye que los adultos mayores que están reaprendiendo sus habilidades sociales. La Fundación Colombiana de Tiempo Libre y Recreación señala que existen diferentes tipos de ludotecas de acuerdo, a la manera en que se organiza, del tipo de usuarios, de las condiciones físicas, del sector en el que se inscribe y del servicio que prestará, así encontramos: Por su naturaleza, público objetivo, ubicación, sector complementario, y servicios, las cuales se presentan a continuación

- **Naturaleza**:
    o   Ludoteca Pública.
    o   Ludoteca Privada comercial.
    o   Ludoteca Privada Comunitaria

---

[7] Forma parte del proyecto Desarrollando habilidades sociales en los adultos mayores del Estado de Colima, financiado por el Fideicomiso Ramón Álvarez Buylla de Aldana, de la Universidad de Colima.

- **Público objetivo**:
  - Ludoteca Infantil.
  - Ludoteca Juvenil.
  - Ludoteca para Adultos.
  - Ludoteca Intergeneracional
- **Ubicación**:
  - Ludoteca Fija.
  - Ludoteca Itinerante.
  - Ludoteca Móvil.
- **Sector complementario**:
  - Ludoteca Cultural.
  - Ludoteca Escolar.
  - Ludoteca Hospitalaria.
  - Ludoteca Comunitaria.
  - Ludoteca Laboral.
  - Ludoteca Comercial
- **Servicio**:
  - Animación sociocultural.
  - Préstamo de juguetes.
  - Laboratorio creativo y manual.
  - Multimedia.
  - Investigación y recuperación de tradiciones.
  - Cuidado de niños

Por tanto, la ludoteca que estamos proponiendo responde a características tales como un espacio común en donde los adultos mayores tendrán vivencias evocadoras, realizarán actividades que han sido programadas con base en sus necesidades; los materiales a utilizar (juguetes, instrumentos musicales, utensilios de cocina, etc.) son pertinentes al Modelo de Atención al Adulto Mayor con base al método Montessori, los cuales facilitan una vivencia lúdico pedagógica específica, o sea que deben ser unos medios lúdicos. No se trata de poner al usuario y el juego al servicio del juguete sino al contrario.

Definición

La palabra ludoteca deriva del latín *ludus* que quiere decir juego, juguete, y del griego *théke* que significa cofre, caja. Borja Solé define a la ludoteca como un "lugar en el que el niño puede obtener juguetes en régimen de préstamo y donde puede jugar por mediación directa del juguete con la ayuda de un ludotecario o animador infantil.

También se ha señalado que es un espacio "de expresión lúdica, creativa, transformados por la imaginación, fantasía y creatividad de los niños, jóvenes, adultos y abuelos donde todos se divierten con espontaneidad, libertad y alegría"

No obstante la ludoteca no es tan solo un espacio donde se guardan juegos y juguetes, sino que deben cumplir con un objetivo, que es el estimular el desarrollo de habilidades sociales en los adultos mayores institucionalizados.

Las ludotecas son creadas para atender diferentes necesidades, según los intereses y el contexto socio cultural de las diversas comunidades. Tienen entre otros los siguientes objetivos:

Rescatar los espacios, los medios y el tiempo para la realización de actividades lúdicas; resguardar la cultura, generar oportunidades para el acceso a estos materiales que han sido seleccionados ex profeso para cumplir con objetivos determinados en un modelo de atención, propiciar espacios de interacción y experiencias prácticas; estimular y atender a las necesidades recreativas e intereses lúdicos Individuales, colectivos, familiares, de la comunidad, entre otros.

Por lo anterior, se puede señalar que las ludotecas están consideradas como instituciones recreativo-culturales especialmente pensadas para que los adultos mayores institucionalizados fortalezcan sus habilidades y capacidades mediante el juego, ofreciendo los materiales necesarios (juguetes, material lúdico, juegos, videos, música, libros), así como orientaciones, ayudas y compañía de las personas responsables de ésta área.

La responsable de la ludoteca puede realizar muchas funciones tales como:

a) Proporcionar a los adultos mayores los materiales lúdicos, que seleccionan de acuerdo a la actividad o estrategia a desarrollar en los talleres.
b) Promover el juego en grupos, con compañeros con condiciones similares.
c) Favorecer la comunicación y mejorar las relaciones entre los adultos mayores, en general, y de los cuidadores y los adultos mayores, en particular.
d) Orientar a los cuidadores con relación al uso de los materiales y observar algunos de los problemas que se presenten en los adultos mayores.
e) Proporcionar material lúdico adecuado para los adultos mayores con alguna discapacidad, cualquiera que sea su enfermedad, problema físico o psíquico.
f) Realizar actividades de animación
g) Probar los juguetes para conocer su calidad material y también las reacciones del adulto mayor ante ellos.
h) Propiciar que las actividades que realizan vayan de lo simple a lo complejo.
i) Asegurar el mínimo de error y frustración en los adultos mayores al realizar actividades lúdicas.
j) Observar las acciones, actitudes y reacciones que pueden tener los adultos mayores en diferentes momentos con la misma actividad, o bien con los diferentes materiales.

Ventajas de la ludoteca

Las ludotecas satisfacen principalmente las necesidades de niños solos, con quienes los padres no juegan. En ella los lazos familiares adquieren fuerza y se estrechan las relaciones de los padres con los hijos.

La ludoteca es una vigilante de la calidad del juego y brinda a los padres la posibilidad de probar diversos juguetes antes de comprarlos.

Allí, el niño usuario se transforma en creador y receptor de juguetes, algunos de ellos, incluso, creados por otros niños de su edad.

La ludoteca constituye un intento de control del consumo irracional. Los precios de los juguetes, como los de todos los artículos, no cesan de aumentar, razón por la cual la ludoteca se ha vuelto una excelente opción.

El principio de la ludoteca, en una perspectiva etnológica, conduce a pensar históricamente sobre el sistema de intercambio de objetos en nuestra cultura y sociedad. Pero lejos de convertirse en 'prótesis' suplementaria de una sociedad que crea objetos para remediar sus propias carencias, pretende mejorar la calidad de la vida y tejer lazos humanos en el seno de una comunidad.

Título: LUDOTECA PARA EL ADULTO MAYOR DE LA CASA LA ARMONÍA

La finalidad es crear, ejecutar e implementar un nuevo espacio con personal capacitado, favoreciendo la integración de los adultos mayores de ésta Casa Hogar.

Objetivo General

Contar con un espacio lúdico, como herramienta integradora del adulto mayor, y que consideren como recursos educativos y creativos para una mejor utilización de su tiempo y mejorar la calidad de vida.

Objetivos específicos:
- Crear una ludoteca para adultos mayores.
- Favorecer la integración y socialización entre los adultos mayores institucionalizados.
- Estimular la libertad y ofrecer seguridad para la acción.
- Permitir la expresión de la creatividad.
- Generar igualdad de oportunidades lúdicas.

- Transmitir valores humanos.
- Propiciar un espacio placentero, alegre, sorpresivo, curioso y vivo.

Metas.
Crear una ludoteca para adultos mayores en la Casa Hogar la Armonía y ser un modelo para otras instituciones que albergan a esta población.

Beneficiarios.
Directos: Directivos, Patronato, Adultos Mayores, Cuidadores, Voluntarios de la Casa Hogar la Armonía.

Indirectos: Otros instituciones al cuidado de adultos mayores que reconocerían las ventajas del modelo a realizar aquí.

Productos.
Se logrará ambientar la ludoteca con recursos a cargo de Casa Hogar la Armonía, a través de la búsqueda de financiamiento con diferentes órganos de gobierno y/o ONGs.

Sectores de la Ludoteca.
- Sector de Psicomotricidad: en este espacio se fomentará el trabajo psicomotriz por medio de la utilización de diversos materiales, tales como pelotas, bastones, aros, ganchos para ropa de plástico, entre otros.
- Sector de Juegos: habrá estantes con juegos tales como la memoria, damas chinas, lotería, entre otros.
- Sector Musical: se estimulará la percepción auditiva por medio de instrumentos convencionales y artesanales.
- Sector Arte: se ofrecerá diverso material estructurado y no estructurado para fomentar la creatividad a través de la expresión plástica (colores, plumones, hojas de colores, hojas blancas, papel

bond extendido, fotografías. Los trabajos van a estar expuestos en móviles (se buscará el espacio para tener una galería).
- Sector vivienda: se estimulará el lenguaje a través de los juguetes de alimentos y materiales de cocina, en los cuales los adultos mayores definirán la manera en que se deben disponer.
- Mesa de Actividades: en forma a la cual se puedan reunir para realizar todo tipo de juegos de mesa en forma grupal e individual.
- Sector Dramatización: constará de títeres, un baúl para disfraces, maquillajes, accesorios y un retablo móvil, para que los participantes puedan crear historias y manejar títeres.
- Sector de entretenimiento: habrá un calendario para que se exhiban películas mexicanas o bien puedan escuchar música y realizar bailes.
- Muñecos de entrenamiento, en donde se utilizarán dos muñecas y dos muñecos que podrán ayudar a vestir.
- Botiquín de Juguetes: con materiales necesarios para la restauración de juegos y juguetes dañados.
- Material Bibliográfico: material de consulta para profesionales.
- Administración: caja con ficheros de juegos / juguetes. Carpeta de actividades lúdicas realizadas. Fichero de préstamo.
- Biblioteca: espacio que incluye todo tipo de cuentos y libros para que los lean o bien voluntarios realicen actividades de lectura en voz alta.

Especificación operacional de las actividades y tareas a realizar.

1) Diseño y organización del espacio de juego.
   - Limpieza del espacio.
   - Conseguir los materiales.
   - Pintar (paredes).
   - Colocar estantes y mesas.
   - Piso (de goma).

- Organizar sectores de juego, incluyendo denominación y recursos lúdicos.

2) Inauguración.
    - Organización de una jornada de juego en la que rotarán todos los integrantes.
    - Inauguración-Jornada de Juego

3) Implementación del proyecto.
    - Actividades grupales e individuales.

Métodos y técnicas a utilizar.

La metodología que se utilizará en la creación de la Ludoteca tratará de ser lo más participativa posible, pretendiendo una democratización en las acciones buscando la colaboración del Patronato y de la sociedad, durante toda la preparación del espacio así como también su difusión.

Evaluación y seguimiento.
- Continua realizada por los observadores y cuidadores y responsable de la ludotecas.
- Cada seis meses por las responsables del proyecto
- Anual por el director operativo
- Indicadores de evaluación del proyecto.

Puesta en marcha.

Para arrancar el proyecto y que éste sea evaluado se entregará material seleccionado por las responsables y que ha sido financiado por el Fideicomiso Ramón Álvarez Buylla de Aldana de la Universidad de Colima. Con esto se estaría dando cumplimiento a las acciones del convenio celebrado con esta institución. El material se entrega en comodato.

Responsables del proyecto Susana Aurelia Preciado Jiménez, Mireya Patricia Arias Soto, Elba Covarrubias Ortiz, parte del proyecto

Desarrollando habilidades sociales en los adultos mayores del Estado de Colima, financiado por el Fideicomiso Ramón Álvarez Buylla de Aldana.

Recursos financieros
Por definir

Actividades del Patronato
Búsqueda de financiamiento para el mantenimiento de la Ludoteca de la Casa la Armonía y para contar con un profesional para el seguimiento de las acciones a realizar

Esta investigación presenta una propuesta de trabajo con adultos mayores a partir de un Modelo de Atención para el cuidado de adultos mayores a partir del método Montessori. El Modelo está siendo utilizado en una casa de cuidado de adultos mayores en el Estado de Colima, en el cual se han ido modificando las estrategias de atención en donde se busca principalmente el desarrollo de habilidades sociales, a partir de actividades lúdico-recreativas, que les permite interactuar entre ellos. Además se destaca la importancia de la relación del cuidador-adulto mayor, y de la necesidad de contar con personal profesional.

Este trabajo de investigación muestra la aplicación del Modelo haciendo al final una propuesta de actividades así como de la creación de una ludoteca para adultos mayores.

Invitamos a los lectores a revisar el documento, así como a proponer acciones en beneficio de los adultos mayores, particularmente de los institucionalizados, para que se generen programas sociales; de igual forma a quienes cuidan adultos mayores para que se preparen cada día y puedan brindar un servicio con calidad y calidez, finalmente para los profesionistas quienes tienen una gran oportunidad de generar cambios en la atención de este grupo etario, que muchas veces se encuentra abandonado.

BIOGRAFÍA

DRA. SUSANA AURELIA PRECIADO JIMÉNEZ

Doctorado en Estudios Latinoamericanos por Tulane University, Nueva Orleans, LA. (1998). Actualmente profesora de tiempo completo de la Facultad de Trabajo Social, en la Universidad de Colima (desde 1999). Participa en un proyecto de investigación sobre Adultos Mayores y Calidad de Vida desde 2004. Ha recibido capacitación por tres años consecutivos (2004-2006), por la Universidad de McMaster, en el programa gerontología social.

MTS. ELBA COVARRUBIAS ORTIZ

Maestra en Trabajo Social, Profesora de Tiempo Completo de la Facultad de Trabajo Social, estudiante del Doctorado en Trabajo Social a distancia en la Bircham Internacional University, para lo cual está desarrollando una investigación sobre Modelos de Atención a Ancianos. Ha sido profesora de las materias Entrevista en profundidad en Trabajo Social y Metodología de la Investigación Social desde 2003 y asesora de Tesis desde 1992, Coordinadora de Prácticas de Intervención de 2001 a 2006 y responsable de Seguimiento de Egresados desde 2001 hasta la fecha.

MTS. MIREYA PATRICIA ARIAS SOTO

Maestra en Trabajo Social con Orientación en Desarrollo Humano y Familia. Profesora de Tiempo Completo de la Facultad de Trabajo Social de la Universidad de Colima, participa en un proyecto de investigación sobre la percepción que tienen los adultos mayores de los servicios que reciben de las Casas de Atención.

www.ingramcontent.com/pod-product-compliance
Lightning Source LLC
Chambersburg PA
CBHW030819180526
45163CB00003B/1349